Atlas and Cases of Clinical Laboratory

临床检验
常用图谱与病例分析

主编　曹颖平　王梅华　陈志新

中国科学技术出版社
·北　京·

图书在版编目（CIP）数据

临床检验常用图谱与病例分析 / 曹颖平，王梅华，陈志新主编 . — 北京：中国科学技术出版社，2022.3
（2024.4 重印）

ISBN 978-7-5046-9447-8

Ⅰ . ①临… Ⅱ . ①曹… ②王… ③陈… Ⅲ . ①临床医学—医学检验 Ⅳ . ① R446.1

中国版本图书馆 CIP 数据核字 (2022) 第 028845 号

策划编辑	靳　婷　延　锦
责任编辑	靳　婷
文字编辑	史慧勤
装帧设计	佳木水轩
责任印制	李晓霖

出　　版	中国科学技术出版社
发　　行	中国科学技术出版社有限公司发行部
地　　址	北京市海淀区中关村南大街 16 号
邮　　编	100081
发行电话	010-62173865
传　　真	010-62179148
网　　址	http://www.cspbooks.com.cn

开　　本	889mm × 1194mm　　1/16
字　　数	229 千字
印　　张	11
版　　次	2022 年 3 月第 1 版
印　　次	2024 年 4 月第 2 次印刷
印　　刷	北京盛通印刷股份有限公司
书　　号	ISBN 978-7-5046-9447-8/R·2833
定　　价	128.00 元

编著者名单

主　编　曹颖平　王梅华　陈志新

副主编　姚华英

编　者（以姓氏笔画为序）

王梅华　福建医科大学附属协和医院

庄　和　福建医科大学附属协和医院

何　芸　福建医科大学附属协和医院

陈志新　福建医科大学附属协和医院

林　秋　福建医科大学附属协和医院

林海锋　福建医科大学附属协和医院

俞萍丽　福建医科大学附属协和医院

姚华英　福建医科大学

徐坤婷　福建医科大学附属协和医院

曹颖平　福建医科大学附属协和医院

内容提要

本书是一部实用的临床检验参考书，全书共6章，内容涵盖血液、尿液、排泄物、分泌物、穿刺物及引流液形态学，还有寄生虫、微生物等其他少见类型的形态。本书图文并茂、通俗易懂，并结合临床病例展示了血细胞、体液细胞、寄生虫、病原体等大量形态学图片，旨在为广大临床检验人员及医学院校师生在形态学检验上提供帮助，尤其适合医学院校检验医学专业的初学者、基层医疗机构的检验同行参考阅读。

主编简介

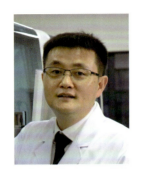

曹颖平　博士，教授，博士研究生导师，福建医科大学附属协和医院检验科主任，中国老年医学学会检验分会副会长，北京医学奖励基金会检验医学专业委员会副主任委员，中华医学会检验分会委员、免疫学组副组长，中国医师协会检验医师分会委员，国家卫生健康委员会能力建设和继续教育检验医学专家委员会委员，中国合格评定国家认可委员会医学专业委员会委员、主任评审员，中国抗癌协会肿瘤标志物专业委员会委员，福建省医学会检验分会主任委员，《中华检验医学杂志》《中国医学装备杂志》《福建医科大学学报》编委。长期从事移植免疫的研究及其相关的免疫学测定。获谈家桢奖学金、福建省科技成果奖和福建省医学科技奖多项，入选福建省本科新世纪优秀人才、福建医科大学学科带头人称号和福建省卫生系统百千万人才，负责的本科课程《实验诊断学》被评为福建省级精品课程。主持和参与国家自然科学基金 7 项，在包括 SCI 收录在内的各种期刊中以第一作者或通讯作者的身份发表论著 60 余篇，主编和参编国家级规划教材 17 部。

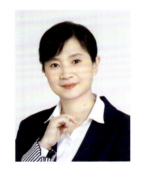

王梅华　主任技师（检验），副教授，硕士研究生导师，福建医科大学附属协和医院检验科行政副主任。中华医学会检验分会第十届委员会临床血液体液学组委员，福建省医学会检验医学分会第八届副主任委员，福建省医学会检验医学分会第九届常务委员兼临床基础检验学组组长，全国高等医学教育学会临床医学教育研究会诊断学分会委员，中国生物化学与分子生物学会临床应用生物化学与分子生物学分会医学实验室质量管理学组常委，中国合格评定国家认可委医学实验室技术评审员。从事临床医学检验一线工作近 30 年，具有扎实的专业理论知识，熟练掌握先进的检验医学技术。擅长临床基础检验、临床检验形态学检查，以及临床生物化学与分子生物学、医学实验室自动化、标准化和质量控制管理。曾作为访问学者到美国国立医学中心、希望之城贝克曼研究所学习 1 年。以第一作者或通讯作者撰写论文 10 余篇。主持和参与承担各级科研项目多项，并参与 2020 年版《血细胞分析报告规范化指南》编审工作。

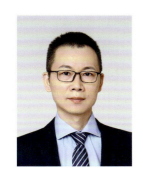

陈志新　副主任检验师，福建医科大学附属协和医院检验科临检组组长，福建省检验医学研究会会员，福建医科大学医学检验系教研室成员，白求恩精神研究会检验医学分会常务理事，福建医学会检验医学分会临床基础检验学组委员，中国中西医结合检验形态学分析诊断专家委员会常委。从事临床医学检验工作 30 余年，在血液和尿液分析自动化与临床基础检验形态学检验方面经验丰富。曾获福建省医学会检验医学分会"首届形态学识图"比赛"个人优胜奖"、福建省细胞形态摄影比赛最具创意奖、"疫路前行，形影不离"检验医学摄影比赛一等奖，摄影作品入选第十四届海峡文博会暨高校设计展及"澳林杯"正能量第三届全国检验医学摄影作品展等，在相关检验医学网和微信公众号上，公开发表了"新视觉专业扑克""新视觉形态实录""显微镜下的体液细胞，竟拥有着意想不到的美"等作品。多次荣获福建医科大学校级及院级"优秀教师"称号。指导黄琪琪、王方鸿同学参加并分别获得第二届和第三届"泽众杯"全国医学检验技术专业大学生在线形态读片大赛第一名。以第一作者发表 CSCD 期刊论文多篇。

前　言

　　形态学检验是一种简便、经济、实用的临床检验技术。随着检验医学领域新技术、新方法的不断涌现，以及新型设备的信息化和人工智能技术的推广应用，检验医学正迈向自动化、智能化时代。然而，当前年轻的医学检验人员过度依赖自动化仪器的现象在世界范围普遍存在，我国各级医疗机构的临床实验室也广泛存在忽视人工显微镜形态学检查的现象。临床检验是以显微镜形态学检查为基础，通过观察涂片中血细胞、体液细胞、寄生虫及其他病原体的形态，直接反映各种病理因素或细胞水平的病理变化，为进一步检查提供依据和思路。因此，至今没有任何一款自动化仪器的检验结果能完全代替人工显微镜检查。形态学检验属于高难度复杂的检验工作，受检验人员自身能力和识别水平影响较大，而目前我国医疗机构中具有丰富经验和愿意从事形态学检验的技师或医师明显不足。基于目前形态学检验的现状，在福建省本科高校教育教学改革研究项目（项目编号：FBJG20180225）、福建医科大学高等教育教学改革工程（项目编号：J15026）、福建省卫生健康委员会面向农村和城市社区推广适宜技术项目（项目编号：2019014）的资助下，依托临床工作中的积累，我们收集、整理和编写了本书，以期帮助从事临床检验工作的同行系统学习，提高对细胞、病原体等形态学的识别能力。

　　本书所有图片均来自我院临床检验工作，并结合了多年来积累的临床病例资料和经验总结，图文并茂地阐释了血液、尿液、排泄物、分泌物、穿刺物及引流液的形态学特征，同时还介绍了寄生虫、微生物等其他少见类型的形态，图片精晰典型、文字流畅规范，易于读者理解和掌握。本书作为一部实用工具书非常适合广大临床检验人员及医学院校师生，尤其是医学院校检验医学专业的初学者、基层医疗机构的临床检验工作人员参考阅读。

　　感谢全体编者对本书顺利出版所付出的智慧、经验和辛勤劳动，感谢中国科学技术出版社给予的大力支持。科学技术日新月异，书中收录的图片和病例数量有限，书中所述可能存在不足及纰漏之处，恳请各位前辈，同仁和读者批评指正！

　　　　　　　　福建医科大学附属协和医院　　曹颖平　王梅华　陈志新

目　录

第1章 形态学检验的基本方法

一、血涂片的制作与染色

（一）血涂片的制作

【器材】清洁、干燥、无尘、无油脂的载玻片（25mm×75mm，厚度为0.8～1.2mm）。

【操作】血涂片制备方法很多，目前临床实验室普遍采用的是手工推片法，即用楔形技术制备血涂片方法。先用记号笔在载玻片一端做标识，于近标识端1/3处，加1滴（5～10μl）充分混匀的血液，握住另一张边缘光滑的推片，以30°～45°后移靠近血滴，使血滴沿推片后侧迅速散开，然后快速、平稳地向前移动推片至载玻片的另一端（图1-1）。

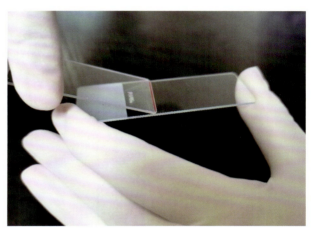

▲ 图1-1 血涂片的制备

目前已有许多型号的血细胞分析仪流水线，配备有自动推片和染色仪，可以按照检验人员的指令执行仪器自动送片、取血、推片、标记和染色等任务。

（二）血涂片的染色

主要采用瑞特染色法或吉姆萨染色法。

【原理】

(1) 瑞特（Wright）染色法使细胞着色既有化学亲和作用，又有物理吸附作用。由于各种细胞其所含化学成分不同，对染料的亲和力也不一样，因此，染色后各种细胞呈现出各自的色彩特点。细胞中的碱性物质，如红细胞中的血红蛋白及嗜酸性粒细胞胞质中的嗜酸性颗粒等，与酸性染料伊红结合被染成粉红色；细胞中的酸性物质，如淋巴细胞胞质及嗜碱性粒细胞胞质中的颗粒等，与碱性染料亚甲蓝或天青结合，被染成紫蓝色；中性粒细胞的中性颗粒呈等电状态，与伊红和亚甲蓝均可结合，被染成紫红色。

(2) 吉姆萨（Giemsa）染色法的染色原理和结果与瑞特染色法基本相同。具体介绍见"临床检验常用的染色方法"部分。

【试剂】以瑞特染色法为例。

(1) 瑞特染液：瑞特染料 0.1g，甲醇（AR）60.0ml。

瑞特染料由酸性的伊红和碱性的亚甲蓝组成。将瑞特染料放入清洁干燥研钵里，先加少量甲醇，充分研磨使染料溶解，将已溶解的染料倒入棕色试剂瓶中，未溶解的再加少量甲醇研磨，直至染料完全溶解，甲醇全部用完为止，即为瑞特染液。配制好后放室温，1 周后即可使用。新配染液效果较差，放置时间越长，染色效果越好。久置应密封以免甲醇挥发或氧化成甲酸。染液中也可加中性甘油 2～3ml，除可防止甲醇过早挥发外，也可使细胞着色清晰。

(2) pH = 6.8 磷酸盐缓冲液：磷酸二氢钾（KH_2PO_4）0.3g，磷酸氢二钠（Na_2HPO_4）0.2g，加少量蒸馏水溶解，再用蒸馏水加至 1000ml。

【操作】以手工血涂片染色为例。

(1) 采血后推片制成厚薄适宜的血涂片，凉干。

(2) 用蜡笔在血膜两头画线，然后将血涂片平放在染色架上。

(3) 加瑞特染液数滴，以覆盖整个血膜为宜，染色约 1min。

(4) 滴加约与上述瑞特染液等量的缓冲液与染液混合，用洗耳球轻轻吹匀混合染液，室温下染色 5～10min（气温高时可缩短染色时间，气温低时可延长染色时间）。

(5) 用流水冲去染液（不可先倒掉染液再冲水），待干燥后镜检。

二、临床检验常用的染色方法

（一）结晶紫 – 沙黄染色法

尿液中的一些有形成分，经结晶紫 – 沙黄（Sternheimer-Malbin，S-M）染液中的两种色素染色后，使得尿中有形成分的形态、结构显示清晰，特别是对白细胞和各类管型，经 S-M 染液染色后，形状清晰，尤其易于识别管型，并可提高检出率。

【试剂】染液配制如下。

溶液Ⅰ：结晶紫 3.0g，95% 乙醇 20.0ml，草酸铵 0.8g，加蒸馏水 80ml。

溶液Ⅱ：沙黄 O（Safranin O）0.25g，95% 乙醇 10.0ml，加蒸馏水 100ml。

将溶液Ⅰ和Ⅱ，分别置冰箱保存，用时配成应用液，即 3 份溶液Ⅰ、97 份溶液Ⅱ混合过滤（图 1-2），棕色瓶中储存。

【操作】将尿液标本按常规方法离心并留取沉渣。取沉渣 2 滴，加染液 1 滴，混合均匀，

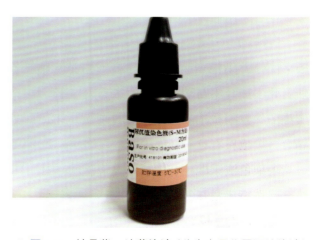

▲ 图 1-2　结晶紫 – 沙黄染液（此为商品化尿沉渣染液）

约 3min 后染色完成。取 1 滴于载玻片上，加盖玻片镜检。

【临床意义】S-M 染色法染色后的有形成分特点如下。

(1) 红细胞：不着色或淡紫色。

(2) 白细胞：细胞核呈橙紫色，胞质内可见颗粒。

(3) 透明管型：粉色或紫色。

(4) 细胞管型：深紫色。

(5) 上皮细胞：核呈紫色，胞质呈淡紫或桃色。

(6) 脂肪滴：不着色。

（二）墨汁染色法

墨汁染色法通常用于检查有荚膜的真菌，是涂片中检查隐球菌的首选方法，又称墨汁负染色。

【试剂】印度墨汁或国产优质墨汁。

【操作】将脑脊液等液体类标本离心后，取沉淀物 1 滴加于载玻片上，然后再滴 1 小滴墨汁充分混匀，覆上盖玻片。以 5～10μl 墨汁加 1 滴脑脊液标本的比例较佳。在低倍镜下寻找有透亮菌体和宽厚荚膜，再以高倍镜确认。

【临床意义】在隐球菌属中只有新型隐球菌在墨汁染色的背景下具有透亮、边缘整齐、宽厚不等的荚膜，细胞壁较厚，内含大小、数量不等的高光颗粒，菌体可单边或多边出芽，少数可产生芽管，根据典型的圆球形、卵圆形可以报告检出新型隐球菌。

（三）苏丹Ⅲ染色法

【试剂】取 0.1g 苏丹Ⅲ，溶解在 20ml 95% 乙醇中。

苏丹Ⅲ是弱酸性染料，呈红色粉末状，易溶于脂肪和乙醇（溶解度为 0.15%）。

用于鉴定脂肪，其被苏丹Ⅲ染为橘黄色，再进行显微观察。

（四）吉姆萨染色法

吉姆萨（Giemsa）染色法又称姬姆萨染色法。吉姆萨染液由天青、伊红组成（图 1-3）。染色原理和结果与瑞特染色法基本相同。但本法对细胞核和寄生虫着色较好，结构显示更加清晰，而胞质着色较差。为兼顾两者之长，可用复合染色法，即以稀释吉姆萨染液代替缓冲液，按瑞特染色法染 10min；或先用瑞特染色法染色后，再用稀释吉姆萨染色复染。

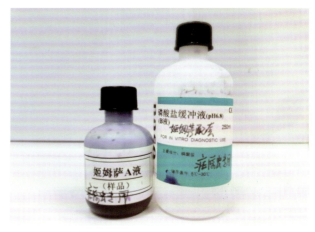

▲ 图 1–3　吉姆萨染液试剂

（五）革兰染色法

革兰染色法是一种包括初染、媒染、脱色和复染的鉴别染色技术。该染色法可将细菌分为革兰阳性菌和革兰阴性菌两大类，可初步识别细菌，有助于后续细菌菌种鉴定。有时结合细菌特殊形态结构及排列方式，对病原菌可做出初步鉴定。

【试剂】革兰染液（图1-4）依次为结晶紫、碘液、脱色液和复染液。

【操作】

(1) 在已干燥、固定好的涂片上，滴加草酸铵结晶紫染液，染1～2min，水洗。

(2) 加碘溶液于涂片上媒染，作用1～3min，水洗。

(3) 加95%乙醇溶液于涂片上脱色，作用30～60s，水洗。

(4) 加碱性品红溶液（或沙黄、稀释石炭酸品红溶液）复染10～30s，水洗。

(5) 吸干或烘干，镜检。

【临床意义】革兰阳性菌呈蓝紫色，革兰阴性菌呈红色。

（六）抗酸染色法

【原理】分枝杆菌的细胞壁内含有大量的脂质，包围在肽聚糖的外面，一般不易着色，要通过加热和延长染色时间来促使其着色。但分枝杆菌中的分枝菌酸与染料结合后，很难被酸性脱色剂脱色，故名抗酸染色法，其中比较常用的为齐－内（Ziehl-Neelsen）染色法。

齐－内染色法是在加热条件下使分枝菌酸与石炭酸品红牢固结合成复合物，用盐酸乙醇处理也不脱色。最后再加碱性亚甲蓝复染后，分枝杆菌仍然为红色，而其他细菌及背景中的物质为蓝色，形成对比色以提高检出率。

【试剂】抗酸染液依次为石炭酸品红、盐酸乙醇和碱性亚甲蓝复染液（图1-5）。

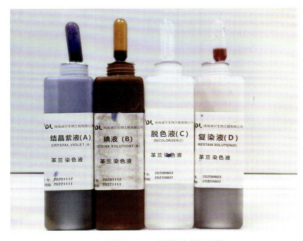

▲ 图1-4　革兰染液试剂

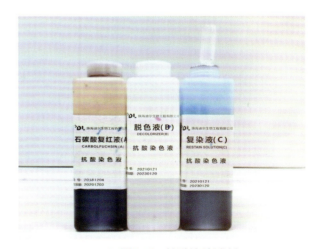

▲ 图1-5　抗酸染液试剂

（七）碘染色法

【试剂】染液配制：2g 碘化钾加入蒸馏水 5～10ml，溶解后再加入 1g 碘后振荡使其溶解，再加蒸馏水至 100ml 混匀，置于棕色试剂瓶中，室温保存备用。

【操作】在离心后的尿沉渣中，滴加 1 滴碘染液并混匀，染色 10～15min 后，取 1 滴染后沉渣置于载玻片上观察。

【临床意义】碘染色主要用于鉴别标本中淀粉颗粒或含淀粉成分物质，这些物质在染液的作用下，呈紫色或紫黑色。此外，碘染色法还用于寄生虫的染色，可使其内部结构更加清晰，有利于寄生虫种类的鉴别。

（八）含铁血黄素染色法

含铁血黄素染色法也称尿含铁血黄素试验或 Rouse 试验，是利用含铁血黄素颗粒中的三价铁离子（Fe^{3+}）与试剂中的亚铁氰化物发生普鲁士反应而呈蓝色这一原理，检测尿中含铁血黄素颗粒。

【试剂】试剂配制如下（图 1-6）。

A 液：2% 亚铁氰化钾水溶液（用时新鲜配制）。

B 液：3% 盐酸溶液。

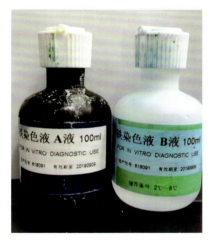

▲ 图 1-6　含铁血黄素染液试剂

【操作】按常规方法留取和制备尿沉渣标本。

在尿沉渣标本中加入 A 液 2ml、B 液 2ml，充分混合均匀，室温条件下静置染色 10min。再按常规方法离心后，取沉淀物涂片，加盖片后在显微镜高倍镜下观察，必要时可使用油镜观察。

【临床意义】有形成分特点，如见到分散或成堆的蓝色闪光颗粒，直径在 1～3μm，即为阳性。如见到位于细胞内的蓝色颗粒则更为可信。管型中亦可见到这种蓝色颗粒。

正常人为阴性，主要用于辅助诊断慢性血管内溶血性疾病，如阵发性睡眠性血红蛋白尿、溶血性贫血等。

（九）荧光染色法

荧光染液中的荧光素能够与各类真菌细胞壁上的多糖、几丁质高亲和力结合从而发出荧光，各种丝状真菌及酵母菌均可以被荧光染色，包括念珠菌属、毛癣菌属、表皮癣菌属、小孢子菌属、组织胞浆菌属和曲霉菌属等。荧光染色法亲和力高，反应时间短，数十秒即可完成，可大大提高临床真菌检测的灵敏度和效率。

在荧光显微镜特定的激发光波段下（340～400nm），菌丝或孢子发出明亮的蓝绿色荧光，真菌轮廓与黑暗背景形成强烈对比反差，真菌形态结构较氢氧化钾湿片法更为清晰，便于菌体识别，不易漏检。

【试剂】染液配制：荧光染色 A 液、染色 B 液。其中，荧光染色 A 液是一种含有特殊荧光素标联的几丁质酶的复合溶液，含有 10% 的氢氧化钾，有助于溶解皮屑及甲屑标本中的角质细胞。染色 B 液是一种含有伊文思蓝染料的溶液，作为一种复染剂，用于去除视野中杂质荧光的干扰。

【操作】将标本采集后置载玻片上，滴加 1 滴荧光染色 A 液，使标本与荧光染色 A 液充分混匀后，作用 1min（如为甲屑标本则需要延长至 3min），使其完全溶解，再滴加 1 滴染色 B 液，可用竹签混匀两液，复染 1min 后，覆上盖玻片，用滤纸吸取多余溢出的染液，轻压盖玻片后在荧光显微镜下低倍镜观察，查见荧光标记的菌丝或孢子后用高倍镜证实（图 1-7）。

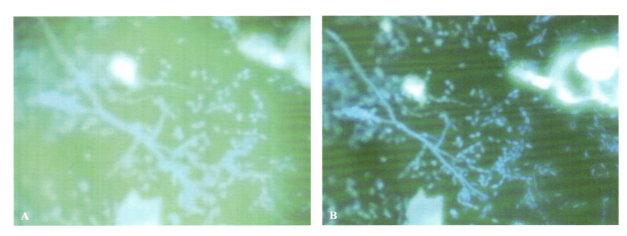

▲ 图 1-7　荧光染色下的真菌

【临床意义】荧光染液能与各类真菌结合，从而产生荧光标记，包含皮肤癣菌、念珠菌、曲霉菌及各类菌丝结构，适用于甲屑、分泌物、痰液、肺泡灌洗液、尿液、胸腔积液等各种标本。

（十）酚棉蓝染色法

酚棉蓝染色法主要用于真菌标本的染色，使真菌细胞结构更清晰而不改变真菌细胞的形态。已有商品化的乳酸酚棉蓝染液可供选购。酚棉蓝染液具备制片液和染色剂两个作用，可使真菌细胞、菌丝体和产孢结构等皆可被染成亮蓝色，容易被观察。真菌的孢子着色不容易，在染液中加入乳酸、苯酚（图 1-8）以促进染料浸入其细胞壁而着色。

【试剂】试剂成分：乳酸、苯酚、棉蓝。

【操作】在干净的载玻片上，滴 1～2 滴乳酸酚棉蓝染液，用解剖针从真菌菌落的边缘外取少量带有孢子的菌丝置于染液中，将菌丝挑散开，盖上盖玻片。显微镜观察。

结果判定：酵母菌细胞、菌丝体和产孢结构等皆可被染成亮蓝色，背景呈暗蓝色。

【临床意义】通过乳酸酚棉蓝染色可使真菌细胞的结构更清晰，有利于菌种鉴别，同时染液中的苯酚具有杀菌防腐作用，有利于生物安全。

（十一）亚甲蓝染色法

亚甲蓝染色法就用亚甲蓝染液对细菌进行染色以便进行显微镜检查的染色方法，属于单染色法，经染色的菌体呈蓝色。

在已干燥、固定好的涂片上，滴加适量的亚甲蓝染液，染1～2min，水洗，沥去多余水分，吸干或烘干，镜检。

（十二）六胺银染色法

六胺银染色法是观察组织中真菌最有用的染色方法，真菌可被明显染成黑色而背景呈浅绿或黄色。通过酸氧化真菌细胞壁上的多糖，使多糖暴露出醛基并将胺银还原为黑色金属银，使真菌细胞壁着棕黑色，可清晰显示真菌轮廓和形态。

六胺银染色法常用于真菌菌丝及孢子的鉴别，耶氏肺孢子菌包囊内容物不着色，囊壁为褐色、边缘色深，包囊外形呈塌陷空壳状或压扁的乒乓球样外观，包囊常成堆出现，内可见典型的囊内小体。

六胺银染液试剂如图1-9所示。

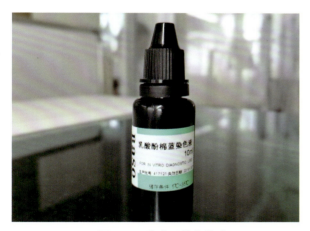

▲ 图1-8　乳酸酚棉蓝染液

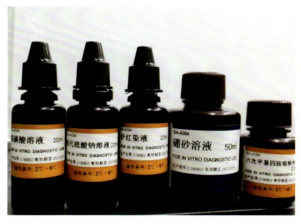

▲ 图1-9　六胺银染液试剂

三、图像采集系统

图像采集系统包括照明电路、显微镜、传感器、电源、摄像头、单片机、图像采集卡、计算机和打印机（图1-10）。照明电路的输出端连接着显微镜，显微镜连接着传感器的输入端和摄像头的输入端，传感器的输出端连接着单片机的输入端，单片机的输出端连接着图像采集卡的输入端，摄像头的输出端连接着图像采集卡的输入端，图像采集卡的输出端连接着计算机的输入端。本系统在显微镜观察的同时进行图像采集。

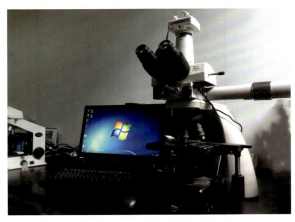

▲ 图 1-10　图像采集系统

第2章　临床血细胞形态学检验

一、造血细胞的分化、发育与成熟

造血干细胞在造血微环境及细胞因子等的诱导下，分化成各系祖细胞，祖细胞向下分化成各种原始细胞，逐渐发育形成终末细胞。

1. 血细胞的发育

细胞的发育是连续的（图2-1），所有血细胞均来源于造血干细胞，造血干细胞在造血微环境及细胞因子等的诱导下增殖、分化成为各系祖细胞，继续向下分化成为形态学上可辨认的各种原始细胞，再进一步发育、成熟，形成具有特定功能的各种终末细胞。

2. 血细胞的成熟

血细胞的成熟是指由原始细胞经幼稚细胞到成熟细胞的发育过程。

(1) 血细胞的命名：血细胞按所属系列分五大系统，即红细胞系、粒细胞系、单核细胞系、淋巴细胞系和巨核细胞系。每一系统又依细胞成熟水平分为原始、幼稚和成熟三个阶段，红系和粒系的幼稚阶段又分为早幼、中幼和晚幼三个阶段，而粒细胞根据胞质所含颗粒特点的不同，又分为中性、嗜酸性和嗜碱性粒细胞。如此划分有利于对各系统和各阶段细胞的观察。

(2) 血细胞发育成熟的一般规律：血细胞的发育成熟实际上是一个连续的过程，阶段的划分是人为的。在细胞分类中必然有中间阶段的细胞，一般可划入下一阶段。表2-1为血细胞发育过程中的形态演变规律。

二、红系细胞及其异常形态

1. 原始红细胞

胞体直径15~25μm，圆形或椭圆形，边缘常有钝角状或瘤状突起。胞核圆形、居中或稍偏于一旁，约占细胞直径的4/5。核染色质呈颗粒状，比原始粒细胞粗而密；核仁1~3个、胞质量少、深蓝色、不透明，在核周围常形成淡染区（图2-2）。

2. 早幼红细胞

胞体直径10~18μm，圆形或椭圆形。胞核圆形、居中，约占细胞直径的2/3以上，核染色质呈粗颗粒有浓集现象，核仁模糊或消失。胞质量略增多，染成不透明蓝色或深蓝色，边缘可见瘤状

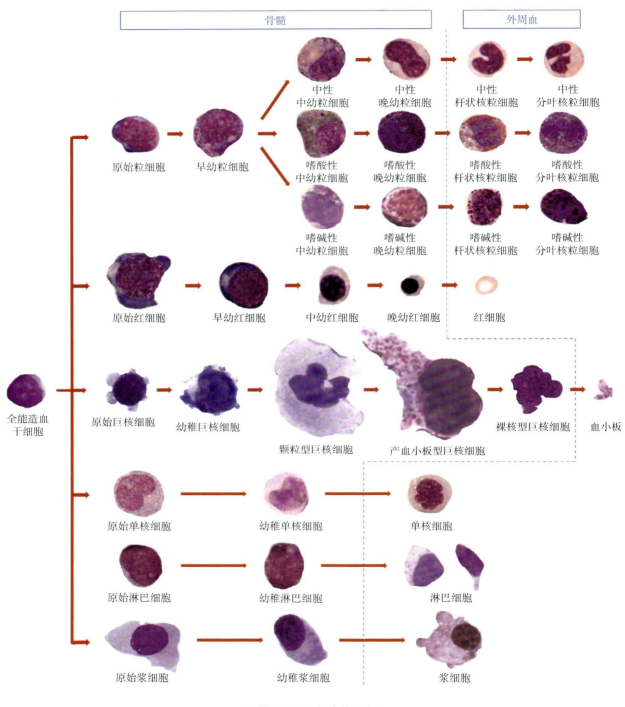

▲ 图 2-1　血细胞的发育

突起（图 2-3）。

3. 中幼红细胞

胞体直径 8～15μm，圆形。胞核圆形或椭圆形，约占细胞直径的 1/2，核染色质凝聚成索条状或块状，其中有明显空隙，有龟背壳裂感，核仁消失。胞质内血红蛋白形成逐渐增多，可呈嗜多色性（图 2-4）。

表 2-1　血细胞发育过程中形态演变规律

项　目	原始→成熟	备　注
细胞大小	大 → 小	原粒细胞比早幼粒细胞小，巨核细胞由小到大
核质比*	大 → 小	小淋巴细胞的核质比*仍然较大
胞核大小	大 → 小	成熟红细胞核消失
核形状	圆形 → 凹陷 → 分叶	部分血细胞的胞核呈椭圆形、不规则形
核染色质结构	细致 → 粗糙，疏松 → 紧密	
核染色质	淡紫色 → 深紫色	
核膜	不明显 → 明显	
核仁	显著可见 → 无	
胞质量	少 → 多	小淋巴细胞例外
胞质颜色	蓝 → 红	或深蓝→浅蓝→灰红→淡红
胞质颗粒	无 → 有	粒细胞分化为 3 种颗粒，有的细胞无颗粒

*. 核质比是指胞核直径与胞体直径之比

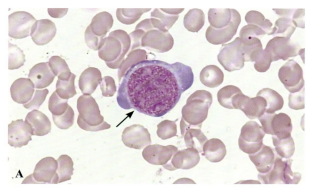
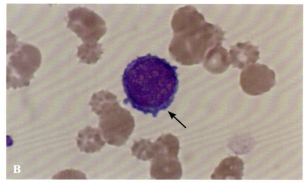

▲ 图 2-2　原始红细胞

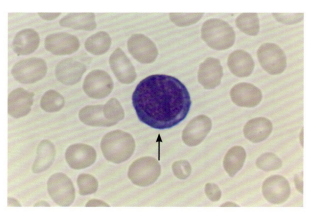

▲ 图 2-3　早幼红细胞

4. 晚幼红细胞

胞体直径 7～10μm，圆形（图 2-5A 至 C）。胞核圆形，居中或偏位，占细胞直径 1/2 以下，核染色质聚集成数个大块或凝缩成紫黑色团块状（炭核），胞质量较多，浅灰或浅红色。炭核红细胞是晚幼红细胞的一种，核染色质凝聚成大块或紫黑色团块状，固缩看不出任何结构，称为炭核（图 2-5D 至 E）。

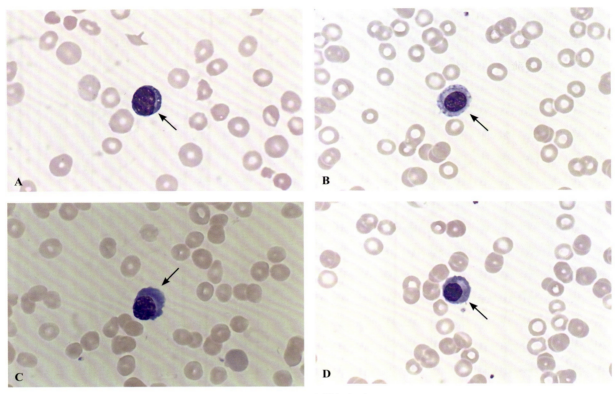

▲ 图 2-4 中幼红细胞

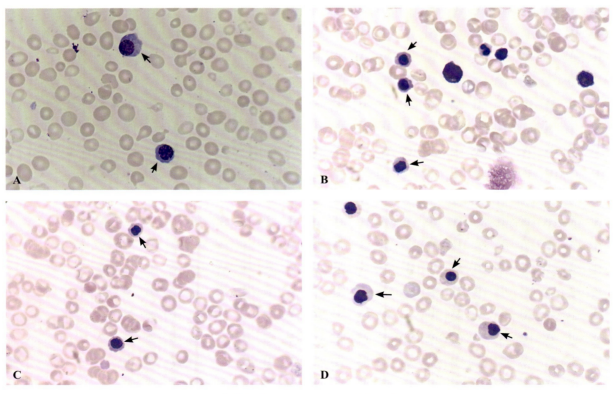

▲ 图 2-5 晚幼红细胞及炭核细胞

5. 正常红细胞

胞体平均直径 7.2μm，形态呈双面微凹圆盘状、中央较薄、边缘较厚，染色后呈淡红色略带紫色，中央部分较淡染，无核（图 2-6）。

6. 球形红细胞

球形红细胞体积较小，直径小于正常红细胞，通常直径＜ 6μm，厚度＞ 2.6μm。色深染。往往是由于细胞膜结构的异常，使得细胞呈球形化，形态学上细胞中央的淡染区消失（图 2-7）。常见于遗传性球形红细胞增多症和免疫性溶血性贫血。

7. 椭圆形红细胞

细胞呈椭圆形、杆形、两端钝圆、长轴是短轴的 3～4 倍，长轴可达 12.5μm，横轴为 2.5μm，其红细胞生存时间一般正常，也可缩短，血红蛋白可正常，与遗传性细胞膜异常基因有关，细胞成熟后呈椭圆形，置于高渗、等渗、低渗、正常血清内，其椭圆形保持不变（图 2-8）。椭圆形红细胞常见于遗传性椭圆形红细胞增多症（可达 25%～75%）、大细胞性贫血（可达 25%）、缺铁性贫血、骨髓纤维化、巨幼细胞性贫血、镰状细胞性贫血和正常血液（约占 1%，不超过 15%）。

8. 靶形红细胞

细胞直径可比正常红细胞大，也可正常，厚度变薄，红细胞的中心部位颜色比较深，周围是一圈苍白区，而细胞的边缘又深染，这种红细胞就叫作靶形红细胞。靶形红细胞的形态极像是射击用的靶板中心，有的中心浅染区像是从红细胞边缘延伸出来的半岛，即不典型的靶形红细胞（图 2-9）。靶形红细胞常见于低色素性贫血，在 β- 珠蛋白生成障碍性贫血时最常见。

9. 泪滴形红细胞

成熟红细胞成泪滴样或梨状（图 2-10），

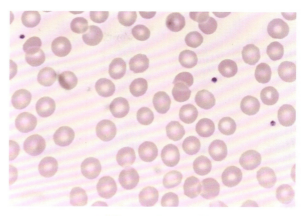

▲ 图 2-6　正常红细胞

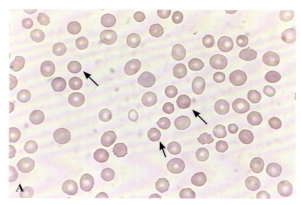

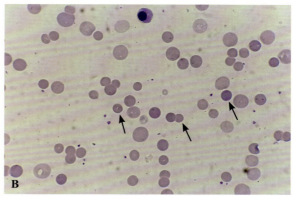

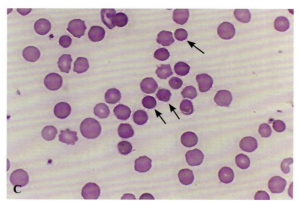

▲ 图 2-7　球形红细胞

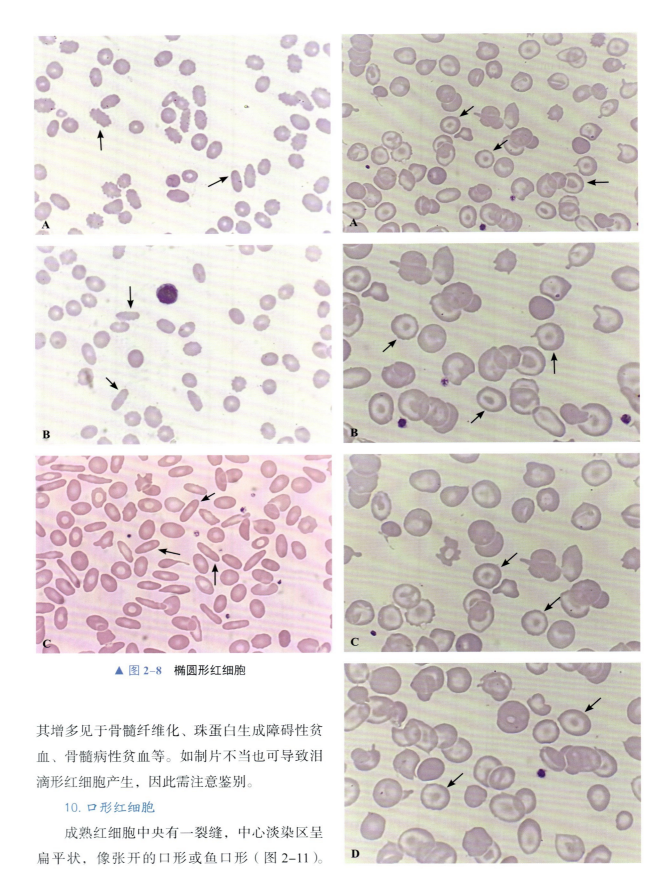

▲ 图 2-8　椭圆形红细胞

▲ 图 2-9　靶形红细胞

其增多见于骨髓纤维化、珠蛋白生成障碍性贫血、骨髓病性贫血等。如制片不当也可导致泪滴形红细胞产生，因此需注意鉴别。

10. 口形红细胞

成熟红细胞中央有一裂缝，中心淡染区呈扁平状，像张开的口形或鱼口形（图 2-11）。

正常人偶见，如出现较多口形红细胞，见于口形红细胞增多症，也可见于弥散性血管内凝血（disseminated intravascular coagulation，DIC）、酒精中毒等。

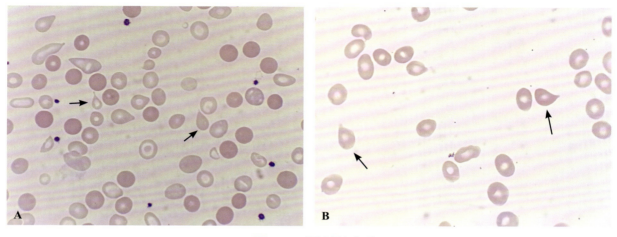

▲ 图 2-10 泪滴形红细胞

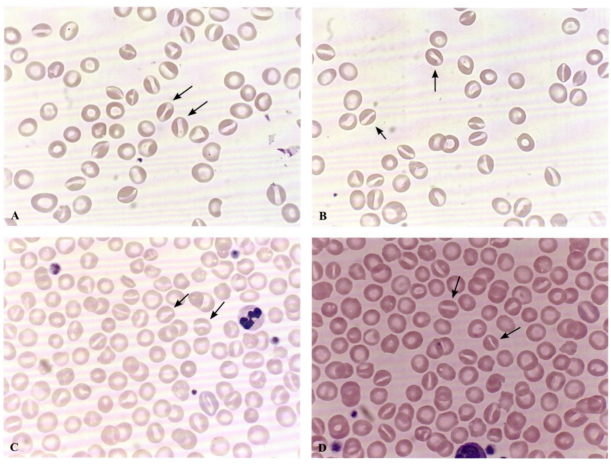

▲ 图 2-11 口形红细胞

11. 大红细胞

大红细胞指成熟红细胞直径（图 2-12A 至 D）大于 10μm，有时呈嗜多色性。常见于巨幼红细胞性贫血、骨髓增生异常综合征、溶血性贫血、急性红白血病（简称急性红、红血病）、肝脏病、脾切除等。

巨红细胞直径（图 2-12E 和 F）大于 15μm，常见于巨幼红细胞性贫血、骨髓增生异常综合征、溶血性贫血等。

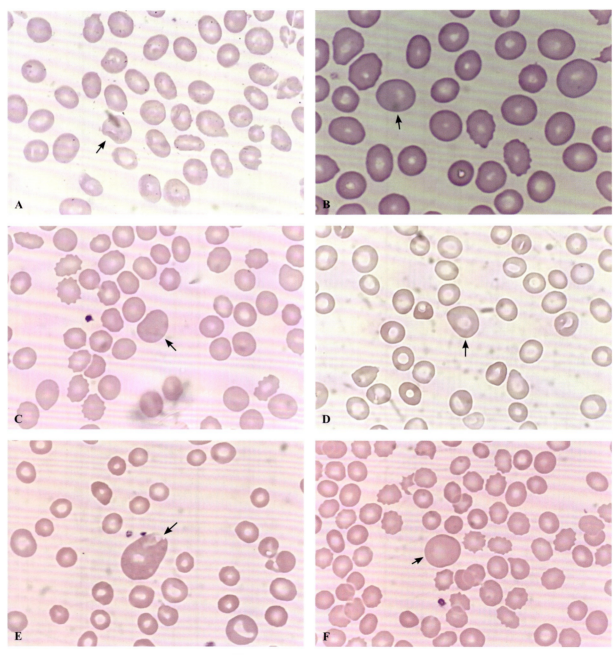

▲ 图 2-12　大红细胞及巨大红细胞

12. 锯齿形红细胞

锯齿形红细胞又称皱缩红细胞，红细胞表面有 10～30 个均匀分布的、长短接近、短而钝的突起，可能为膜脂质异常（图 2-13）。此种细胞见于肝脏疾病、肾脏疾病及丙酮酸缺乏，久置的正常标本也可能出现。

13. 棘形红细胞

棘形红细胞表面有针尖状突起，其间距不规则，突起的长度和宽度不一（图 2-14）。常见于 β- 脂蛋白缺乏症、脾切除、酒精中毒性肝病。注意与皱缩红细胞相区别。皱缩红细胞周边呈锯齿形排列紧密、大小相等，外端较尖。

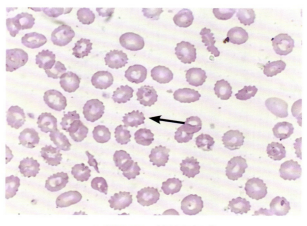

▲ 图 2-13　皱缩红细胞

14. 裂红细胞

裂片红细胞是裂红细胞中的一种，为红细胞碎片或不完整红细胞，大小不一、外形不规则，呈棘形、盔形、三角形、扭转形等（图 2-15A 和 B），常见于弥散性血管内凝血、微血管病性溶血性贫血、重型珠蛋白生成障碍性贫血、巨幼细胞性贫血和严重烧伤等患者血中，正常人血液中占比低

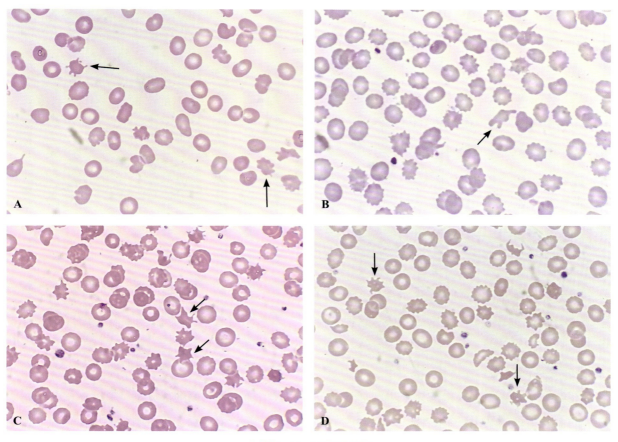

▲ 图 2-14　棘形红细胞

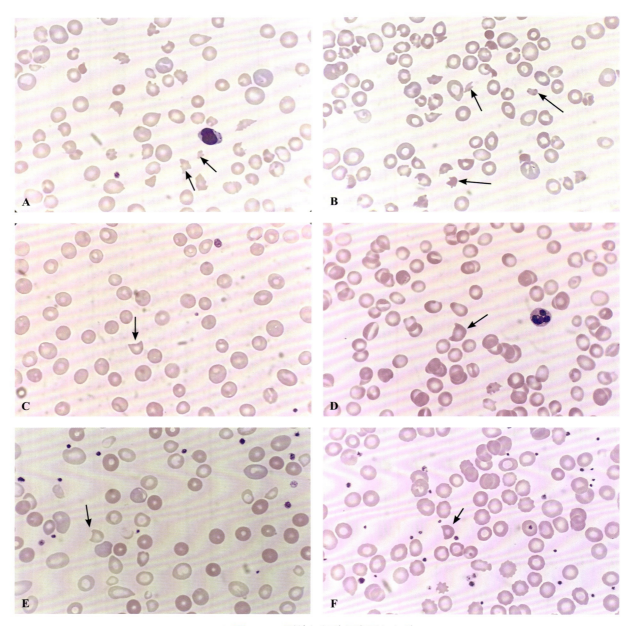

▲ 图 2-15　裂片红细胞及盔形红细胞

于 2%。

　　盔形红细胞也是裂红细胞中的一种，外形不规则，有的可呈半圆盘状，有 2～3 个尖角或呈盔形，称盔形红细胞（图 2-15C 至 F）。此种细胞多见于弥散性血管内凝血、微血管病性溶血性贫血等。

15. 咬痕红细胞

　　在红细胞边缘出现一个或多个半圆形的部分被移除掉。被移除掉的部分是脾脏的巨噬细胞去除变性的血红蛋白的结果。葡萄糖 -6- 磷酸脱氢酶缺乏症在不受控制的氧化应激作用下导致血红蛋白发生变性，形成海因茨小体，这是一种常见的现象，可以导致咬痕细胞形成（图 2-16）。形成海因

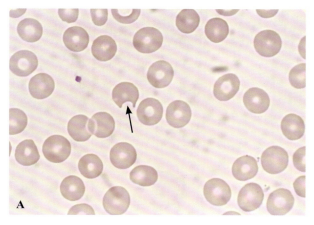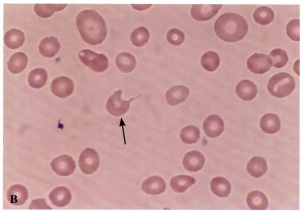

▲ 图 2-16　咬痕红细胞

茨（Heinz）小体的原因常见，如珠蛋白生成障碍性贫血、葡萄糖 -6- 磷酸脱氢酶缺乏症、苯胺及硝基类化合物中毒、慢性肝病等。

16. 嗜多色性红细胞

红细胞呈淡灰蓝或灰红色，是一种刚脱核而未完全成熟的红细胞。体积较正常红细胞大，胞质中嗜碱性着色物质是少量残留的核糖体、线粒体等成分（图 2-17）。有人认为它是网织红细胞。在正常人外周血中约占 1%，其增多反映骨髓造血功能活跃，红细胞系增生旺盛。见于各种增生性贫血。

17. 嗜碱性点彩红细胞

在染色正常的或胞质嗜多色性红细胞内出现大小不等、多少不一的深蓝色颗粒的红细胞，称为点彩红细胞（图 2-18），属于尚未完全成熟的红细胞，正常人血涂片中极少见。在红细胞再生加速，且有紊乱现象时，可能因为胞质中的核糖体发生聚集变性后着色所致。有学者认为它是由于在铅、铋、锌、汞中毒时红细胞膜被金属破坏，而嗜碱性物质在染色时被沉淀所致。在铅中毒患者外周血中，此种细胞明显增多，为诊断的重要指标之一。

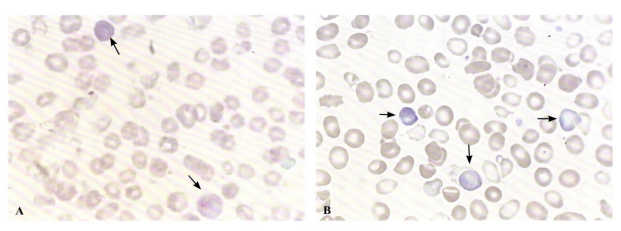

▲ 图 2-17　嗜多色性红细胞

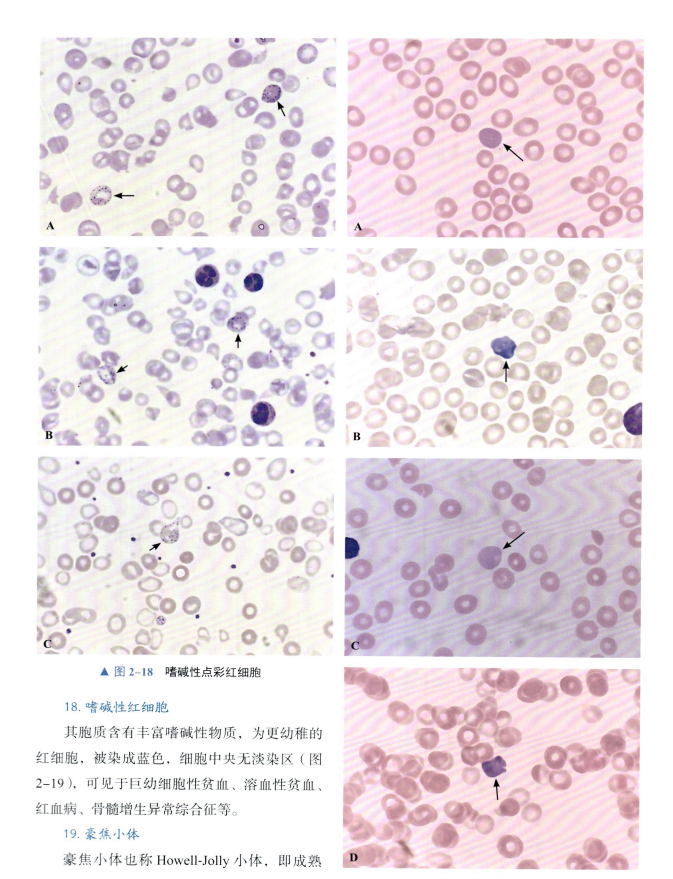

▲ 图 2-18　嗜碱性点彩红细胞

18. 嗜碱性红细胞

其胞质含有丰富嗜碱性物质，为更幼稚的红细胞，被染成蓝色，细胞中央无淡染区（图2-19），可见于巨幼细胞性贫血、溶血性贫血、红血病、骨髓增生异常综合征等。

19. 豪焦小体

豪焦小体也称 Howell-Jolly 小体，即成熟

▲ 图 2-19　嗜碱性红细胞

红细胞或幼红细胞胞质内含有一个或多个直径为 1～2μm 暗紫红色圆形小体，为核碎裂、溶解后的残余部分（图 2-20），常见于脾切除后、脾功能减低、红血病、巨幼红细胞性贫血等。

20. 卡波环

在嗜多色性或碱性点彩红细胞的胞质中出现的紫红色细线圈结构，有时绕成 8 字形（图 2-21）。曾被认为是核膜的残余物，也可能是纺锤体的残余物或胞质中脂蛋白变性所致。卡波环常见于巨幼细胞性贫血和铅中毒患者血液。

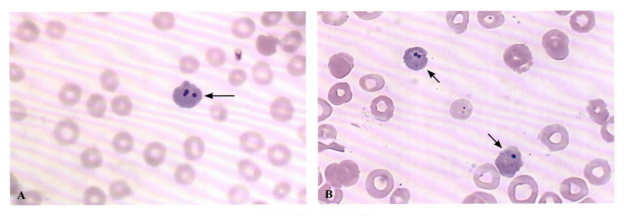

▲ 图 2-20　豪焦小体

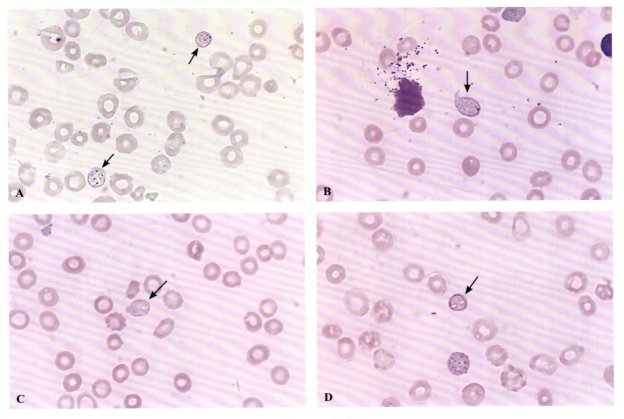

▲ 图 2-21　卡波环

21. 帕彭海姆小体

帕彭海姆（Pappenheimer）小体是一种体积较小、嗜碱性的物质，通常散在分布于红细胞胞质边缘外围，其本质是一种铁颗粒，经普鲁士蓝染色可确定铁颗粒性质（图 2-22）。帕彭海姆小体多见于铁粒幼细胞贫血与溶血性贫血，也见于血红蛋白病（如珠蛋白生成障碍性贫血和镰状细胞贫血）、酗酒、铅中毒。脾脏可以清除体内的帕彭海姆小体，所以脾切患者帕彭海姆小体亦增多。

血涂片检查易将含帕彭海姆小体的红细胞辨认为碱性点彩红细胞（晚期网织红细胞），误以为网织红细胞升高，可用普鲁士蓝染色加以鉴别作用。

22. 低色素性红细胞

低色素性红细胞指生理性中央淡染区扩大的红细胞，严重者又称环形红细胞。胞体直径可＜ 6μm，也可＞ 10μm，前者称为小细胞低色素性红细胞（图 2-23），见于缺铁性贫血、铁粒幼细胞贫血、珠蛋白生成障碍性贫血、慢性病贫血等；后者称为大细胞低色素性红细胞，见于混合性营养不良性贫血。

23. 高色素性红细胞

红细胞着色加深，中央淡染区消失（图 2-24），多由于血红蛋白含量增高所致，见于巨幼细胞性贫血、遗传性球形红细胞增多症等。

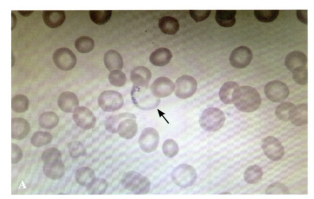
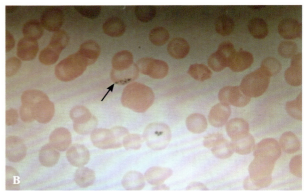

▲ 图 2-22　帕彭海姆小体

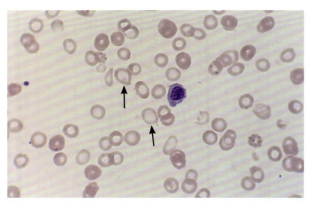

▲ 图 2-23　低色素性红细胞

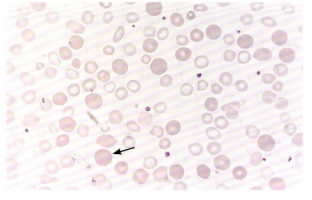

▲ 图 2-24　高色素性红细胞

24. 红细胞大小不均

红细胞大小不均指在同一张血涂片中红细胞大小悬殊，直径相差 1 倍以上（图 2-25A 和 B），常见于骨髓增生异常综合征、巨幼细胞性贫血、红血病及化疗后等。血液分析仪检测参数显示红细胞分布宽度（RDW）增加。

红细胞形态不整指红细胞形态发生各种明显改变的情况而言，可呈泪滴状、梨形、棍棒形、新月形等（图 2-25C 和 D），最常见于巨幼细胞性贫血。

25. 缗钱状红细胞

缗钱状红细胞是因血浆中的某些蛋白质异常增多所致，尤其是纤维蛋白原和球蛋白增高，可使红细胞表面的电荷发生改变，使其互相联结成缗钱状（图 2-26）。

26. 红细胞冷凝集

冷反应型抗红细胞抗体在受冷后可使红细胞出现聚集，在 0～4℃时最易和红细胞膜抗原结合，是较强的使红细胞凝集的自身免疫性抗体，抗体多数是 IgM 型。低效价的冷凝集素一般无临床意义，通常 16℃以下可使红细胞聚集，30℃以上解聚，这种自身凝集反应是可逆的。正常人血液中有低滴度的冷凝素抗体，通常不会导致不良反应。病理情况下，体内冷凝素含量增加，可引起红细胞冷凝集（图 2-27）。常见于多发性骨髓瘤、巨球蛋白血症、淋巴系统增殖性疾病、自身免疫性疾病、立克次体感染、白血病、妊娠等。

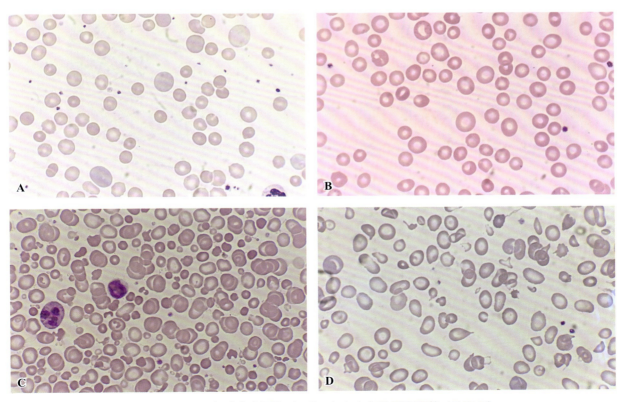

▲ 图 2-25　红细胞大小不均（A 和 B）与红细胞形态不整（C 和 D）

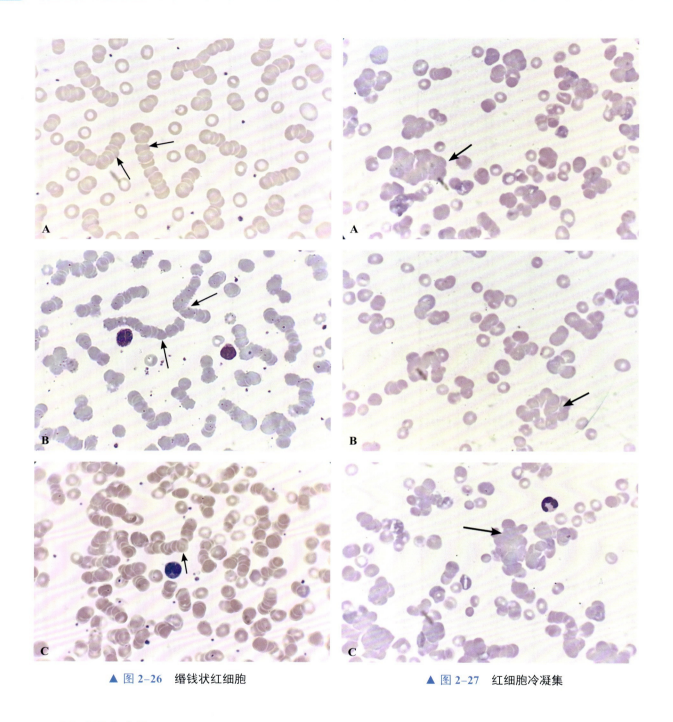

▲ 图 2-26　缗钱状红细胞　　　　　▲ 图 2-27　红细胞冷凝集

27. 有核红细胞

有核红细胞指包括原始红细胞、早幼红细胞、中幼红细胞及晚幼红细胞，外周血中的有核红细胞以中幼红细胞及晚幼红细胞为常见（图 2-28）。

28. 网织红细胞

网织红细胞是有核红细胞刚失去核的阶段，仍属尚未完全成熟的红细胞，胞质内尚有嗜碱性物质。正常人含有 0.5%～1.5%，红细胞直径 8～9μm（图 2-29）。用煌焦油蓝染液做活体染色时，在红细胞内可见蓝色网状、线状或颗粒状网织结构。此种结构越多，则表明该细胞越不成熟。

三、粒系细胞及其异常形态

1. 原粒细胞

胞体直径 10～20μm，圆形或类椭圆形。胞核较大，圆形或类圆形，居中或略偏位，约占细胞直径的 2/3 以上，核染色质呈细粒状，排列均匀，无浓集，平坦如薄纱，核膜较模糊。核仁 2～5 个，较小，清楚。胞质量少，呈透明天蓝色或深蓝色，绕于核周，无颗粒或有少许的细小颗粒（图 2-30）。

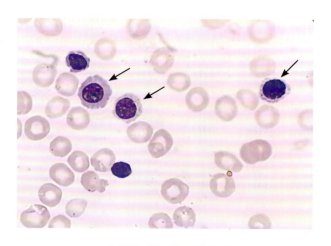

▲ 图 2-28 有核红细胞

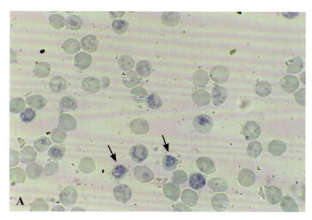

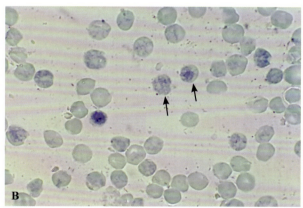

▲ 图 2-29 网织红细胞

2. 早幼粒细胞

胞体直径 12～25μm，圆形或椭圆形。胞核大，核染色质较原粒粗糙，核仁常清晰可见。胞质的量较多，呈淡蓝、蓝或深蓝色，胞质内含数量不等、大小和形态不一、紫红色的非特异性天青胺蓝颗粒（图 2-31）。

3. 中性中幼粒细胞

胞体直径 10～20μm，圆形。胞核呈椭圆形，一侧开始偏平或略凹陷，胞核常偏于一侧，占细胞直径的 1/2～2/3，染色质聚集成索块状，核仁消失。胞质的量多，内含中等量细小、大小较一致、分布密集的特异的中性颗粒（图 2-32）。

4. 中性晚幼粒细胞

胞体直径 10～16μm，胞核明显凹陷，呈肾形、马蹄形或半月形，但其核凹陷程度不超过假设直径的一半。胞核常偏于一侧，核染色质粗糙，排列更紧密，无核仁。胞质量多，淡蓝色或浅红色，充满中性特异性颗粒（图 2-33）。

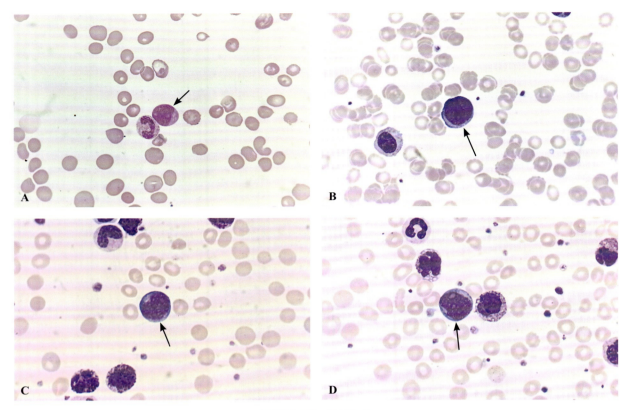

▲ 图 2-30　原粒细胞

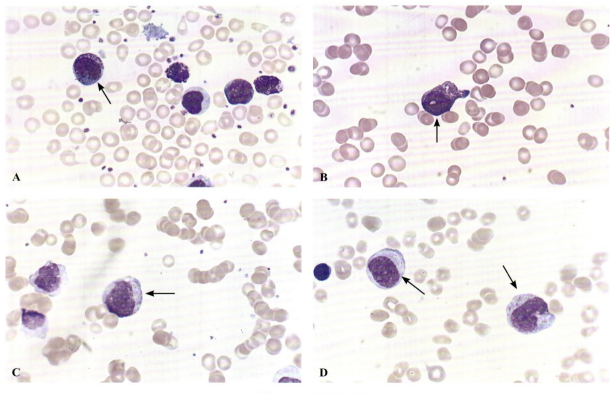

▲ 图 2-31　早幼粒细胞

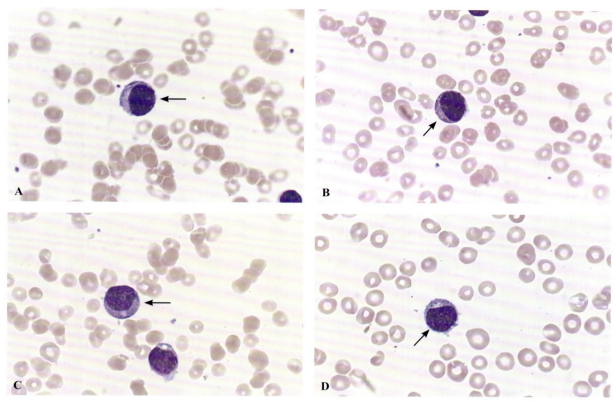

▲ 图 2-32　中性中幼粒细胞

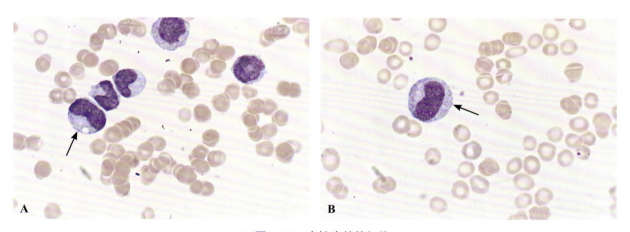

▲ 图 2-33　中性晚幼粒细胞

5. 中性杆状核粒细胞

胞体直径 10～15μm，核凹陷程度超过核假设直径的一半，核弯曲呈粗细均匀的带状，也可呈 S 形、U 形或 E 形，核染色质粗糙呈块状。胞质充满中性颗粒（图 2-34）。

6. 中性分叶核粒细胞

胞体直径 10～14μm，圆形。胞核分叶状，常分 2～5 叶。正常情况下，外周血中性粒细胞的分叶以 3 叶居多，叶与叶之间有细丝相连或完全断开，胞质充满中性颗粒（图 2-35）。

7. 嗜酸性分叶核粒细胞

细胞呈圆形，直径 11～16μm。细胞核的形状与中性分叶核粒细胞相似，通常有 2～3 叶，呈眼镜状，深紫色。胞质内充满粗大、整齐、均匀、紧密排列的砖红色或橙红色嗜酸性颗粒，折光性强（图 2-36）。嗜酸性粒细胞容易破碎，制片后颗粒可分散于细胞周围。

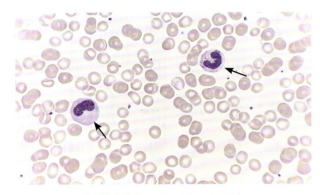

▲ 图 2-34　中性杆状核粒细胞

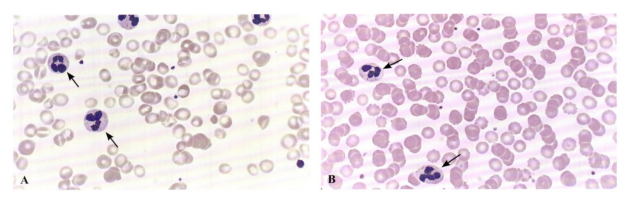

▲ 图 2-35　中性分叶核粒细胞

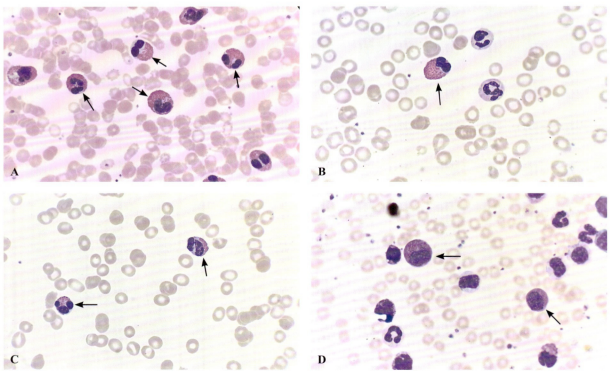

▲ 图 2-36　嗜酸性粒细胞（**A** 至 **C**）和未成熟嗜酸性粒细胞（**D**）

8. 嗜碱性分叶核粒细胞

胞体直径 10～12μm，呈圆形。胞核一般为 2～3 叶，因被颗粒遮盖，核轮廓不清，核着色较浅。胞质淡红色，量常较少，内有少量粗大但大小不均、排列不规则的蓝黑色嗜碱性颗粒，常覆盖于核面上（图 2-37）。嗜碱性分叶核粒细胞增多，见于过敏性疾病、血液病、恶性肿瘤及某些传染病等。

9. 中性粒细胞核左移

核左移是指外周血中性杆状核粒细胞增多或出现晚幼粒细胞、中幼粒细胞、早幼粒细胞等。正常人外周血中中性粒细胞的分叶以 3 叶居多，杆状核粒细胞与分叶核粒细胞之间的数量比值为 1∶13，如杆状核粒细胞增多，或出现杆状核粒细胞以前幼稚阶段的粒细胞，称为核左移（图 2-38）。核左移常伴有白细胞总数增高，提示机体的反应性强，骨髓造血功能旺盛，能释放大量的粒细胞至外周血中。常见于感染，尤其是化脓性细菌引起的急性感染，也可见于急性中毒、急性溶血、急性失血等。

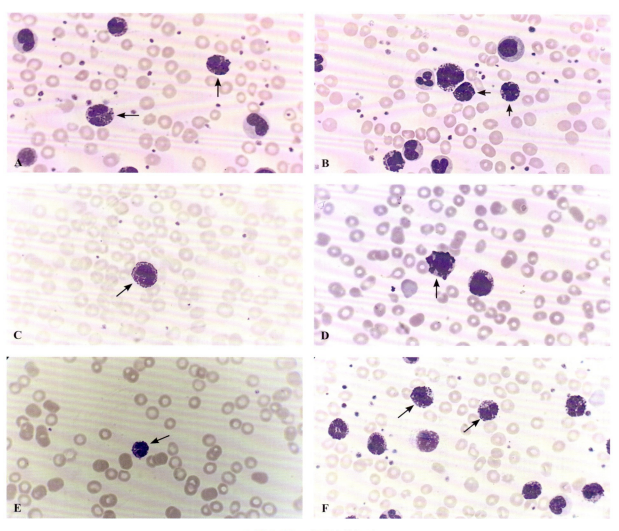

▲ 图 2-37　嗜碱性粒细胞

细胞核因被颗粒遮盖，有时不好分辨，如图 D 很可能不是分叶核，而可能是嗜碱性晚幼粒细胞

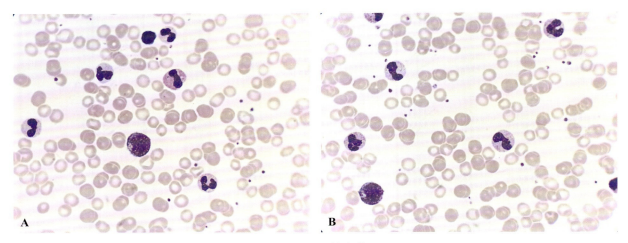

▲ 图 2-38　核左移

10. 中性粒细胞核右移

正常人外周血中的中性粒细胞以 3 分叶核为主，若 5 分叶核者超过 3% 时，称为核右移（图 2-39A 和 B），大部分为 4～5 叶或者更多分叶（图 2-39 C 至 F）。此时常伴有细胞总数减少，与造血物质缺乏或骨髓造血功能减退有关。其常见于营养性巨幼细胞性贫血、恶性贫血等，也可见于应用抗代谢药物，如阿糖胞苷等。在炎症的恢复期可有一过性核右移。若在疾病进行期突然出现核右移变化，则多预后不良。

11. 中性粒细胞颗粒缺失

中性粒细胞特异性颗粒缺如或缺少，胞质缺乏浑厚感而呈淡灰蓝色（图 2-40）。

12. 中毒颗粒

中毒颗粒为中性粒细胞胞质中出现的较粗大、大小不等、分布不均的深蓝色或蓝黑色颗粒（图 2-41）。其在较严重的化脓性感染、大面积烧伤及恶性肿瘤时多见。

13. 杜勒小体

杜勒小体又称 Dohle 小体，是中性粒细胞因毒性变化而保留的局部嗜碱性区域，呈圆形、梨形或云雾状，直径为 1～2μm，界限不清，可染成灰蓝色，因细胞局部不成熟，即细胞核与细胞质发育不平衡的表现，也是细胞严重毒性变化的表现（图 2-42）。Dohle 小体常见于严重的感染，如肺炎、败血症和烧伤等。

14. 空泡形成

中性粒细胞的胞质或胞核出现一个或数个空泡（图 2-43），是细胞发生脂肪变性或颗粒缺失的结果，常见于严重感染等。

15. 核固缩

细胞发生胞体肿大、结构模糊、边缘不清，核肿胀和核溶解等现象（图 2-44），属退行性改变。

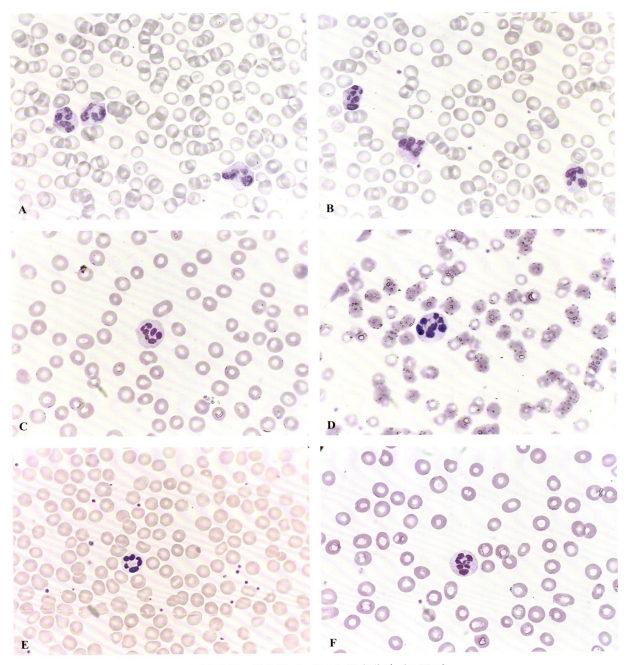

▲ 图 2-39　核右移（**A** 和 **B**）及多分叶（**C** 至 **F**）

16. 核碎裂

细胞核碎裂、结构模糊、边缘不清，核溶解等现象（图 2-45），属退行性改变。

17. 退化细胞

退化细胞表现为胞体肿大，结构模糊，边缘不清，胞核可呈固缩、肿胀、破碎、溶解等变化（图 2-46），退化细胞是细胞衰老死亡的表现。

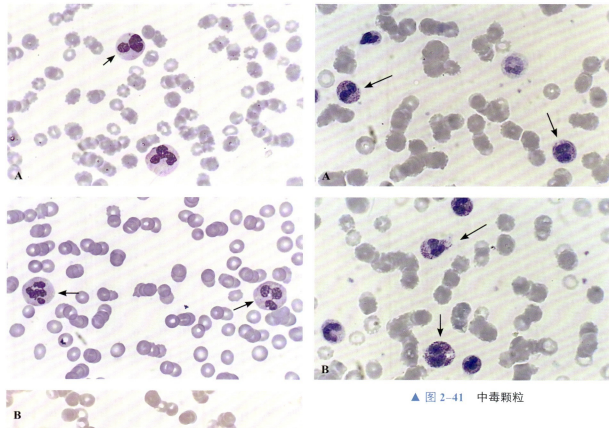

▲ 图 2-40　中性粒细胞颗粒缺失

▲ 图 2-41　中毒颗粒

18. 巨杆状核粒细胞

胞体巨大，可大至30μm，常为巨大马蹄形，核染色质疏松，胞质丰富，颗粒减少（图 2-47）。其多见于巨幼细胞性贫血、恶性贫血及骨髓增生异常综合征（myelodysplastic syndrome，MDS）等。

19. 双杆状核粒细胞

胞内含两个杆状或带状胞核呈横向排列或同向排列，两个胞核的大小和形状多相同（图

2-48 A 至 D）。在粒系细胞成熟过程中均可观察到不同阶段的双核粒细胞（图 2-48E）。可能是细胞核碎裂或细胞凋亡的一种早期形式。

20. 环形核粒细胞

环形核粒细胞又称环形杆状核粒细胞，是一种少见的特殊中性粒细胞（图 2-49），多见于巨幼细胞性贫血、慢性粒细胞白血病、骨髓增生异常综合征及急性髓细胞白血病等。

21. Pelger-Huët 核畸形

Pelger-Huët 核畸形为中性粒细胞核分叶能力减退，成熟粒细胞胞核呈杆状、眼镜形、肾形或哑铃形等，其形态特殊，分为真性和假性（图 2-50）。此类细胞增多，通常见于常染色体显性遗传性缺陷、继发性重度感染、白血病、骨髓增生异常综合征等。

22. Auer 小体

在瑞特染色或吉姆萨染色的血图片或骨髓

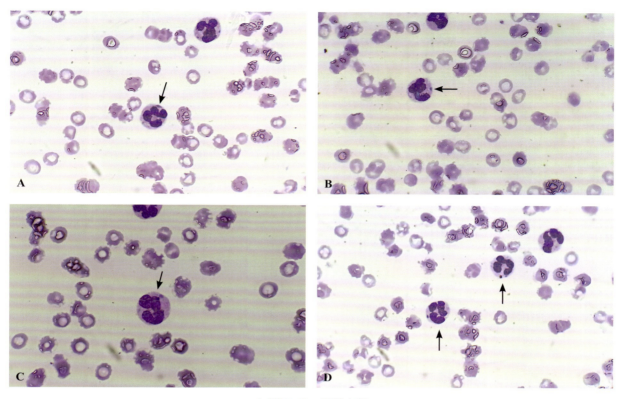

▲ 图 2-42　杜勒小体

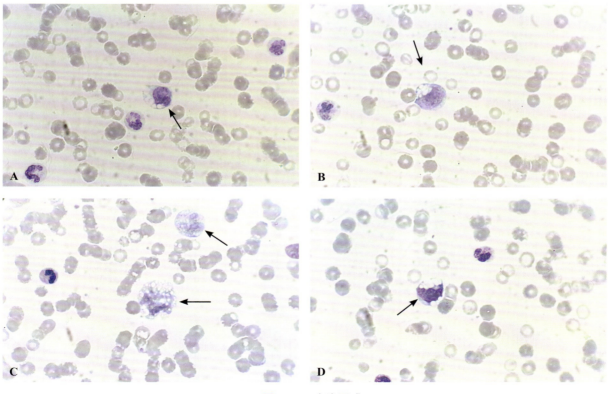

▲ 图 2-43　空泡形成

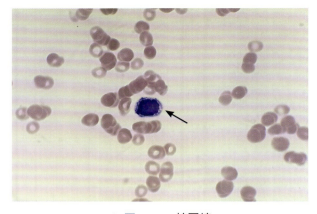

▲ 图 2-44　核固缩

涂片中，白细胞胞质中出现紫红色细杆状物质，1 条或数条，长 1～6μm，称为 Auer 小体（棒状小体）（图 2-51），这种 Auer 小体可出现在急性粒细胞白血病、急性单核细胞白血病和急性粒细胞 - 单核细胞白血病细胞质内，但不见于急性淋巴细胞白血病。

23. 柴捆细胞

柴捆细胞（faggot cell）在急性早幼粒细胞白血病中，有的早幼粒细胞胞质含短而粗的

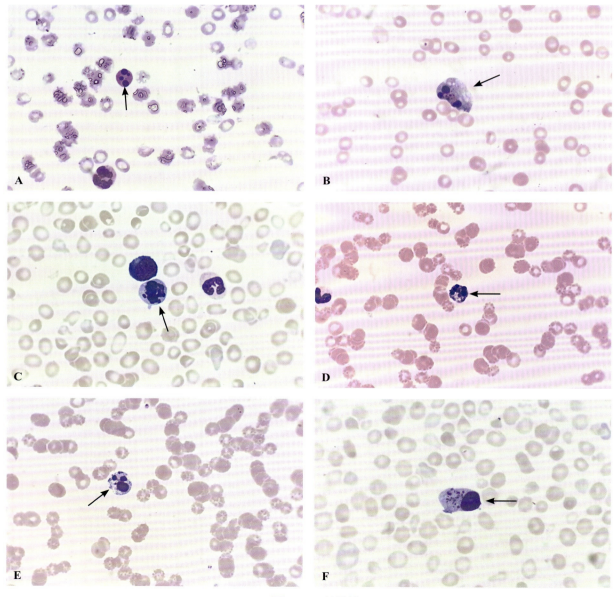

▲ 图 2-45　核碎裂

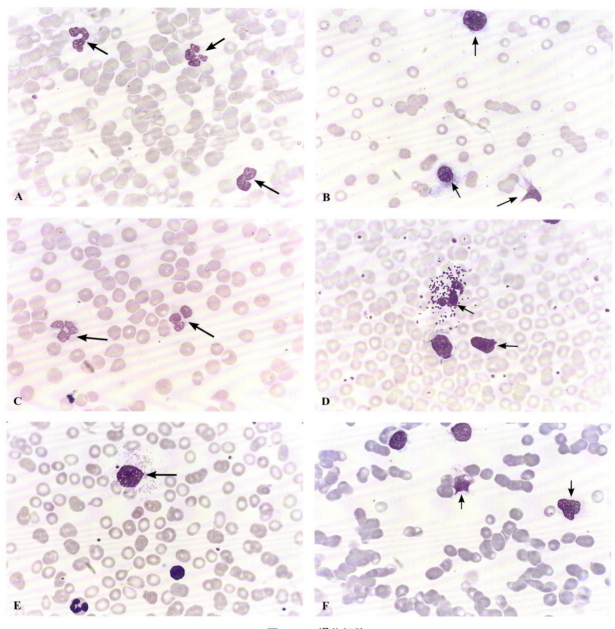

▲ 图 2-46　退化细胞

Auer 小体，数量为几条、十几条或几十条，可呈束状交叉排列，酷似柴捆样（图 2-52）。

24. Ferrata 细胞

Ferrata 细胞为晚期早幼粒细胞或早期中幼粒细胞在人工推片时被推散所致的退化细胞（图 2-53）。其胞体大，边缘不整齐，细胞扁平而无立体感。胞核较大，核染色质粗网状，着色较淡，有时核膜不完整。胞质淡蓝色，其间散布若干嗜天青颗粒，呈散状分布。有学者将破坏的嗜酸性粒细胞称为嗜酸性 Ferrata 细胞。

25. 浆质体

浆质体又称浆溢出体、胞质球，呈圆或椭圆形，一般直径在 8～10μm，有些直径略大。胞质

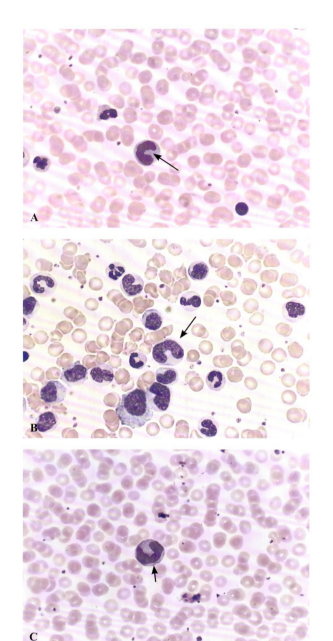

▲ 图 2-47 巨杆状核粒细胞

内含有大小不一的紫红色嗜天青颗粒，无细胞核，为早幼粒细胞极度增生时，其胞质逸出而形成（图 2-54），在急性粒细胞性白血病时较易见。

26. 鼓槌状小体

鼓槌状小体又称锤状赘生物，是在中性分叶核粒细胞胞核边缘上小圆球样的突出物，一

般可呈鼓槌或球拍状（图 2-55），可能与性染色质和 X 染色体有关。

27. 分裂象细胞

有丝分裂是细胞核分裂的过程，通常包括核分裂和胞质分裂两个过程。一般在核分裂之后随之发生胞质分裂。据形态变化的特征，通常将有丝分裂分为前期、中期、后期和末期。通过有丝分裂，每条染色体精确复制成的两条染色单体均等地分到两个子细胞，使子细胞含有同母细胞相同的遗传信息（图 2-56）。

28. 白细胞凝集

白细胞凝集指血涂片中一种或几种白细胞聚集在一起（图 2-57），见于细菌感染、病毒感染、自身免疫疾病及陈旧性 EDTA 抗凝血等。白细胞明显凝集者可使仪器测量的白细胞数假性降低，若有白细胞凝集，应将该标本置 37℃中水浴 10～15min，或换用枸橼酸钠抗凝，有助于凝集的白细胞解聚。

29. 细胞凋亡

细胞凋亡即机体细胞在正常生理或病理状态下发生的一种自发性的程序化死亡过程（图 2-58）。其主要意义在于清除衰老和病变细胞，保证机体的正常运作。这种细胞凋亡现象在机体中普遍存在，生理状态和病理状态下均可见。

四、单核系细胞及其异常形态

1. 原始单核细胞

胞体 15～20μm，圆形或椭圆形，胞核较大呈圆形或类圆形，核染色质纤细，呈疏松网状结构，核仁 1～3 个。胞质量较其他原始细胞丰富，灰蓝色，不透明，边缘不规则或有伪足状突起（图 2-59）。

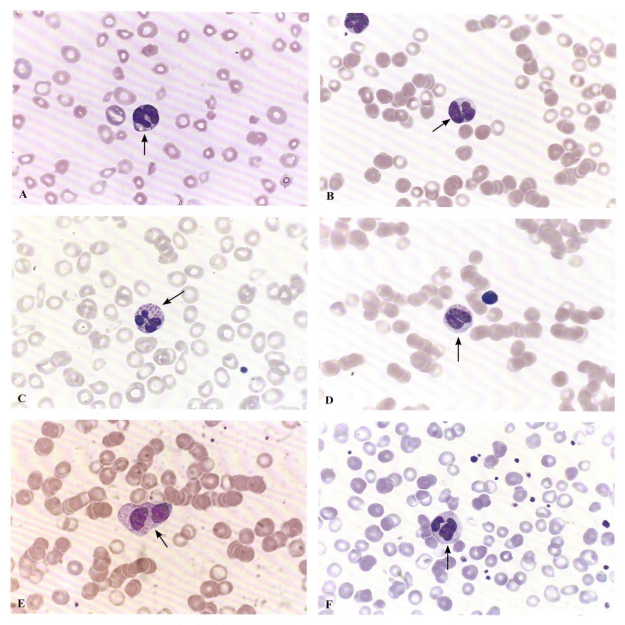

▲ 图 2-48　双杆状核粒细胞（A 至 D）及异常早幼粒细胞（双核，E）

2. 幼稚单核细胞

胞体 15～25μm，核圆形或不规则形，易见扭曲、凹陷、切迹等改变，核染色质较原始单核细胞粗糙，核仁可有可无、胞质浅灰蓝色、不透明，可见细小颗粒（图 2-60）。

3. 单核细胞

胞体 12～20μm，核形态常不规则，有肾形、马蹄形、S 形、分叶状、笔架形等，核染色质较其他系细胞疏松，呈丝网状或条纹状结构，无核仁；胞质的量较多，染不透明的灰蓝色，可见细小红色颗粒（图 2-61）。

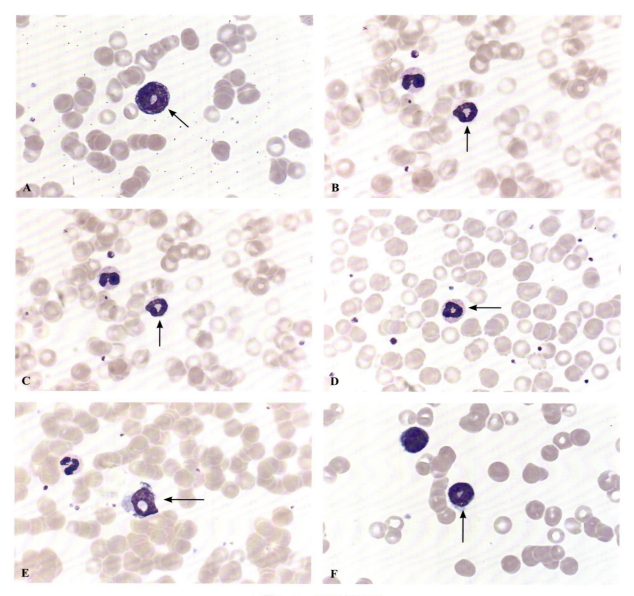

▲ 图 2-49　环形核粒细胞

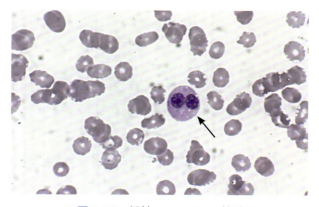

▲ 图 2-50　假性 Pelger-Huët 核畸形

4. 急性单核细胞白血病血象

依据形态学细胞分化成熟程度将急性单核细胞白血病（M_5 型）分为 M_{5a} 型和 M_{5b} 型。M_5 型外周血细胞分类以原始单核细胞和幼稚单核细胞增多为主。未分化型 M_{5a} 型以原单细胞为主、部分分化型 M_{5b} 型以幼单和单核细胞为主。红细胞数量呈中至重度减少。部分患者白细胞总数偏低，分类计数时原始单核细胞和幼

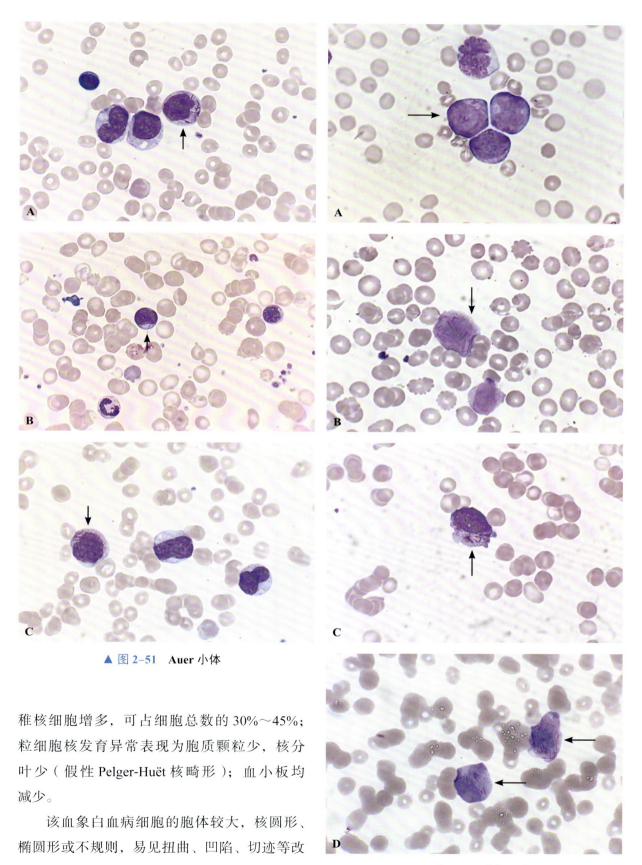

▲ 图 2-51　Auer 小体

稚核细胞增多，可占细胞总数的 30%～45%；粒细胞核发育异常表现为胞质颗粒少，核分叶少（假性 Pelger-Huët 核畸形）；血小板均减少。

该血象白血病细胞的胞体较大，核圆形、椭圆形或不规则，易见扭曲、凹陷、切迹等改

▲ 图 2-52　柴捆细胞

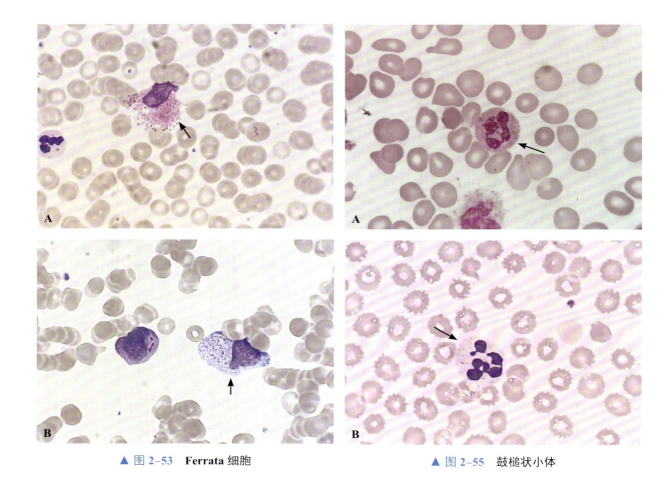

▲ 图 2-53　Ferrata 细胞

▲ 图 2-55　鼓槌状小体

变，核染色质纤细，呈疏松网状结构，可见核仁，胞质丰富，灰蓝色，不透明（图 2-62）。

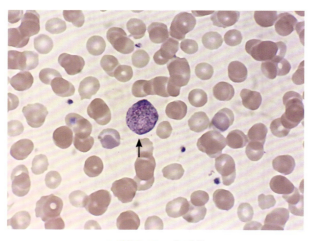

▲ 图 2-54　浆质体

五、淋巴系细胞及其异常形态

1. 原始淋巴细胞

胞体直径 10～18μm，呈圆或椭圆形。胞核大，位于中央或稍偏一侧，圆或椭圆形、核染色质细致，呈颗粒状，但比原粒细胞稍粗，排列匀称，核膜浓厚，界限清晰，核仁 1～2 个，胞质极少，呈淡蓝色，透明，核周界明显，无颗粒（图 2-63）。

2. 幼稚淋巴细胞

细胞直径 10～16μm，细胞形状呈圆形或椭圆形、边缘整齐，胞质的量极少。胞质量稍增多、淡蓝色、透明，偶有少量较粗大分散排列的嗜天青颗粒，染深紫红色。胞核圆或椭圆形，偶有凹陷，核仁模糊不清或消失。染色质较原

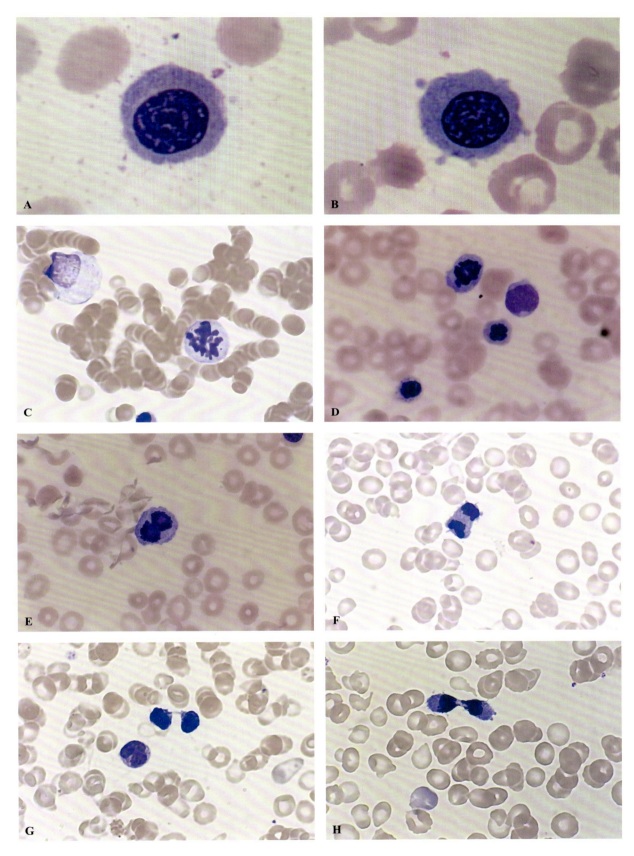

▲ 图 2-56　分裂象细胞

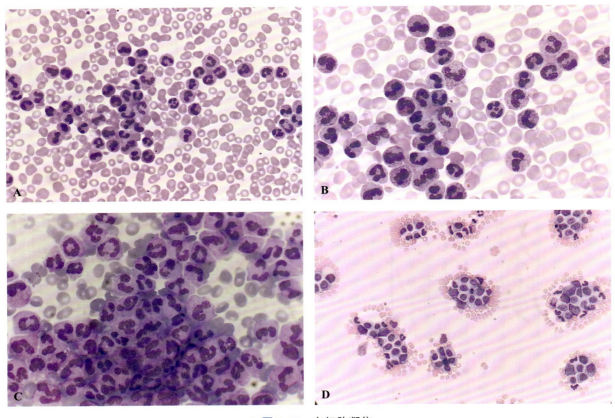

▲ 图 2-57　白细胞凝集

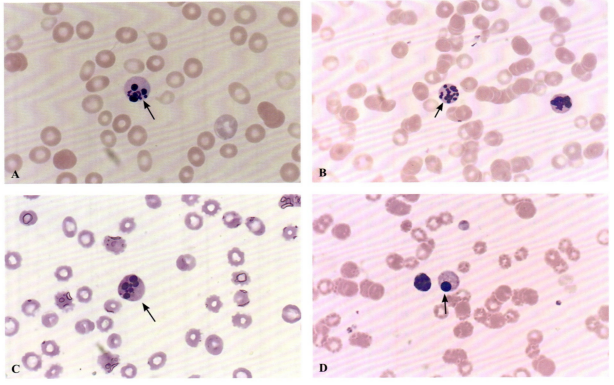

▲ 图 2-58　凋亡细胞

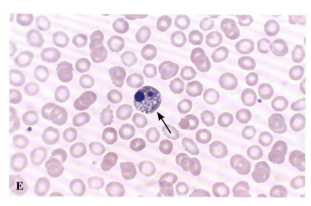

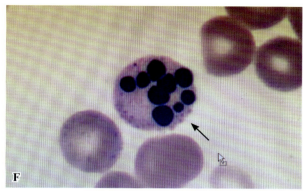

▲ 图 2-58（续） 凋亡细胞

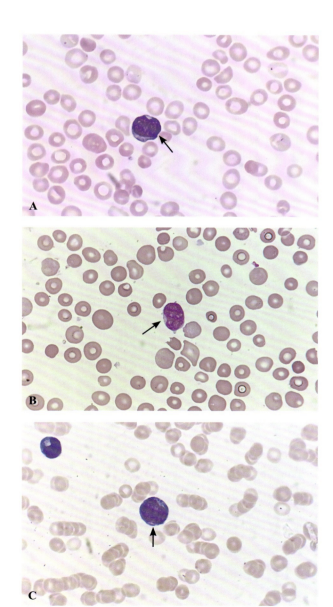

▲ 图 2-59 原始单核细胞

淋巴细胞粗糙、紧密（图 2-64）。

3. 大淋巴细胞

胞体直径为 12～15μm，呈圆形或类圆形。胞核椭圆形，常偏一侧。核染色质紧密而均匀，无核仁，胞质较多，呈透明的淡蓝色，常有少许嗜天青颗粒（图 2-65）。

4. 小淋巴细胞

胞体直径为 6～9μm，呈圆形、类圆形。胞核类圆形或圆形。核染色质聚集，呈大块状，副染色质不明显，无核仁，胞质极少（类似裸核），常呈淡蓝色（有时呈深蓝色）常无颗粒（图 2-66）。

5. 大颗粒淋巴细胞

大颗粒淋巴细胞大小介于小淋巴细胞和单核细胞之间，直径 12～15μm，胞质较丰富，含有许多大小不等的嗜天青颗粒，多为自然杀伤细胞（图 2-67）。

6. 异型淋巴细胞

在病毒、原虫感染，药物反应、结缔组织疾病、应激状态或过敏原等因素刺激下，淋巴细胞增生并发生形态上的变化，表现为胞体增大、胞质增多、嗜碱性增强、细胞核母细胞化，称为异型淋巴细胞（atypical lymphocyte），现国际血液学标准委员会（International Council for

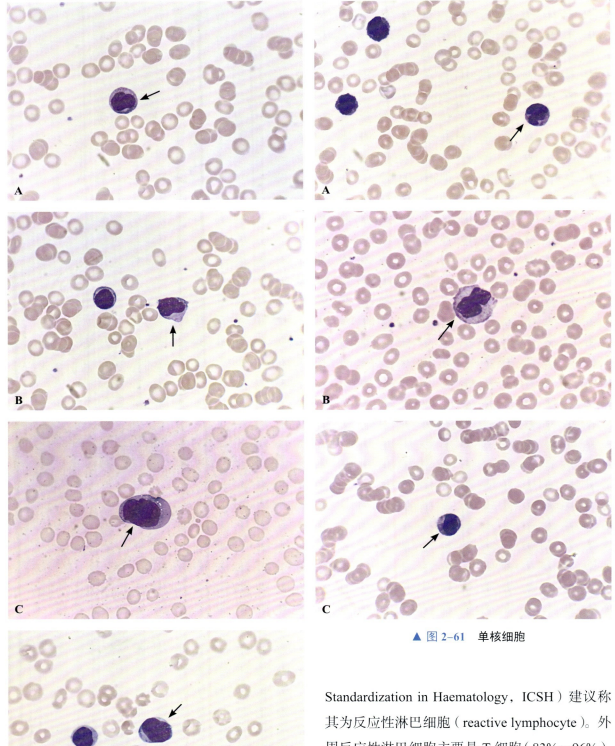

▲ 图 2-61　单核细胞

▲ 图 2-60　幼稚单核细胞

Standardization in Haematology，ICSH）建议称其为反应性淋巴细胞（reactive lymphocyte）。外周反应性淋巴细胞主要是 T 细胞（83%～96%），少数为 B 细胞（4%～7%），按形态特征可分为Ⅰ型（空泡型，又称泡沫型或浆细胞型，图 2-68）、Ⅱ型（不规则型，又称单核细胞型，图

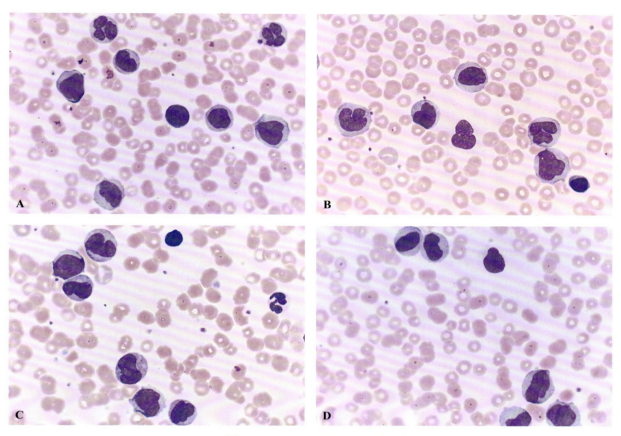

▲ 图 2-62 急性单核细胞白血病血象

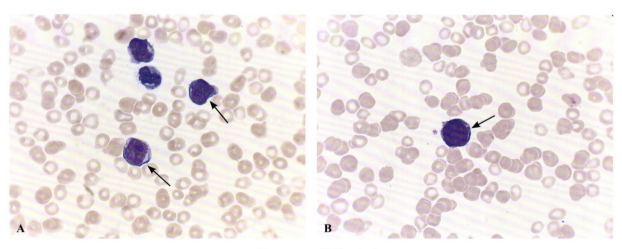

▲ 图 2-63 原始淋巴细胞

2-69）、Ⅲ型（幼稚型，又称未成熟细胞型或幼淋巴细胞型，图 2-70）。

7. 异常淋巴细胞

异常淋巴细胞（abnormal lymphocytes）疑为肿瘤性，国际上血液病学专家建议可鉴定为特定肿瘤性细胞类型的异常淋巴细胞，如多毛细胞、淋巴瘤细胞和幼稚淋巴细胞（根据独特的形态学并以

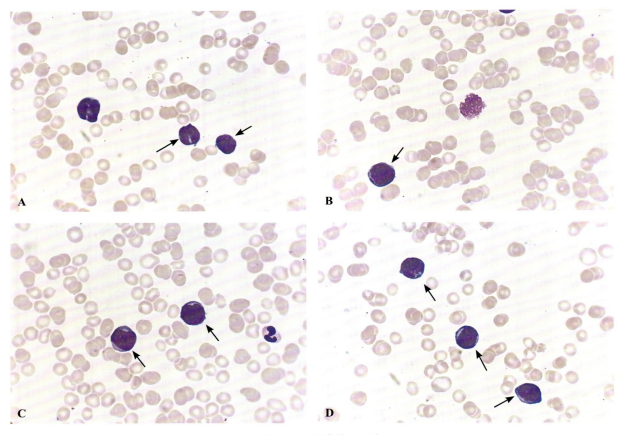

▲ 图 2-64　幼稚淋巴细胞

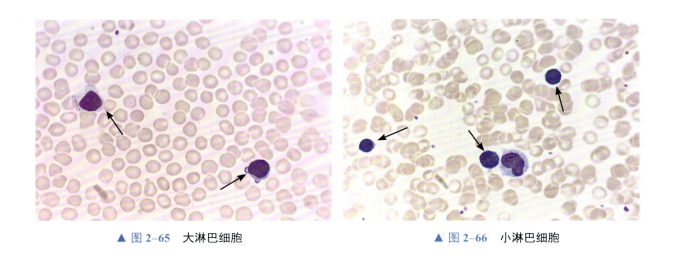

▲ 图 2-65　大淋巴细胞　　　　　　　　　　　▲ 图 2-66　小淋巴细胞

免疫分型证实），以及浆细胞骨髓瘤或其他浆细胞病中的浆细胞，该类细胞另归一类。其他异常淋巴细胞可在血涂片报告备注中描述，如数量较多，分类时应将"异常淋巴细胞"另归一类。形态学在淋巴组织增生性肿瘤中的诊断价值有限，最终诊断由流式细胞免疫分型决定（图 2-71）。

8. 花瓣样淋巴细胞

花瓣样淋巴细胞，俗称花细胞，胞核呈多形性改变，扭曲、畸形或分叶状，核凹陷很深呈双叶或多叶，或折叠呈花瓣状（图 2-72 和图 2-73）。花细胞增多常见于成人 T 淋巴细胞白血病，正常人偶见，一般病毒感染恢复期也可见花瓣样淋巴细胞增多。

9. 毛细胞

毛细胞白血病是一种特殊类型的白血病，其形态突出的特点是增生的白血病细胞表面有多量绒毛样小突起（图 2-74）。在血涂片、骨髓片及脾脏、肝脏、淋巴结穿刺涂片，经瑞特染液染色后，都能找到特征性的毛细胞。细胞化学染色显示毛细胞对酸性磷酸酶呈阳性反应，且不被左旋酒石酸所抑制。流式细胞仪检查是目前主要的确诊手段，毛细胞白血病细胞几乎均为 CD19、CD20、CD123、HLA-DR、FMC7、CD200 阳性的具有轻链限制性的 B 细胞。

10. 涂抹细胞

涂抹细胞是退化的一类淋巴细胞，涂抹细胞在形态学上，大小不一，通常只有一个退化的核，

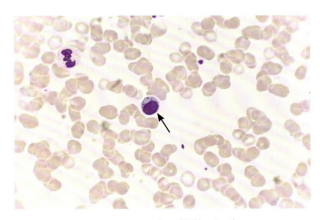

▲ 图 2-67　大颗粒淋巴细胞

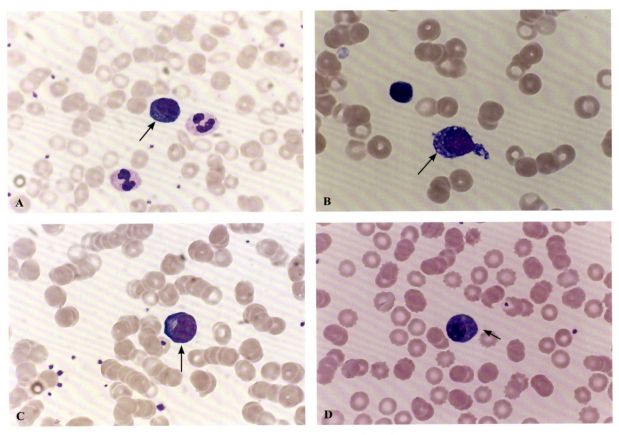

▲ 图 2-68　异型淋巴细胞 I 型

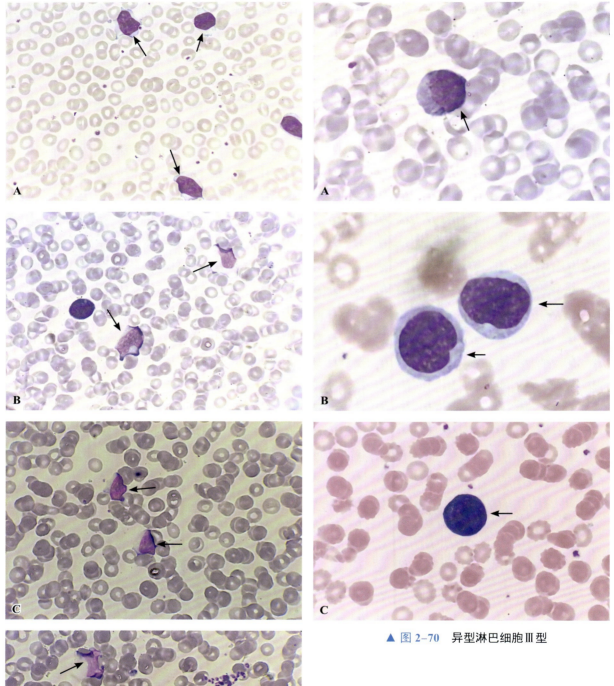

▲ 图 2-70 异型淋巴细胞 III 型

▲ 图 2-69 异型淋巴细胞 II 型

而没有细胞质，细胞核肿胀，核的结构常模糊不清，细胞核被染成均匀的淡紫红色，有时可见核仁。由于人工推片时，细胞核容易被拉成扫帚状，形状如竹篮，所以又称为篮细胞（图 2-75）。在慢性淋巴细胞白血病（CLL）患者外周血涂片中最为常见。

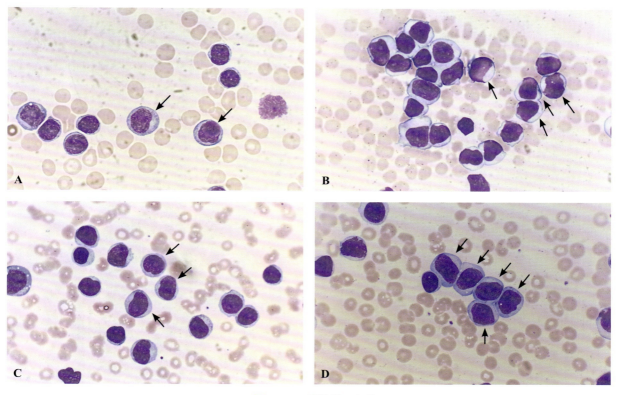

▲ 图 2-71　异常淋巴细胞

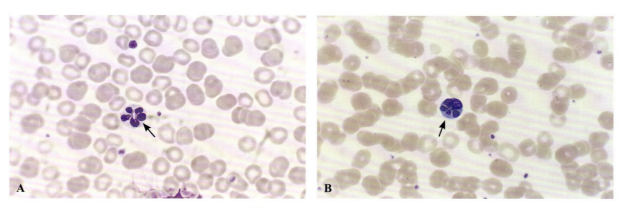

▲ 图 2-72　花瓣样淋巴细胞

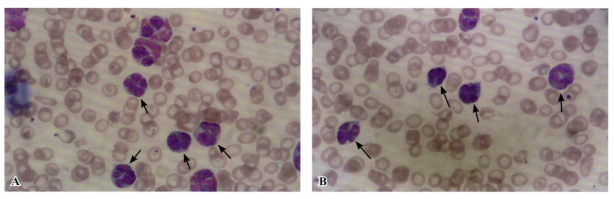

▲ 图 2-73　花瓣样淋巴细胞（成人 T 淋巴细胞白血病）

11. 里德 – 斯德伯格细胞

里德 – 斯德伯格（Reed-Sternberg）细胞，简称里 – 斯细胞、R-S 细胞，该细胞一般见于淋巴瘤患者骨髓象涂片。典型的 R-S 细胞是一种直径 20～50μm 或更大的双核或多核的瘤巨细胞。瘤细胞呈椭圆形，胞质丰富，稍嗜酸性或嗜碱性，细胞核圆形，呈双叶或多叶状，形似双核或多核细胞，如鹰眼及所谓的镜影核。染色质粗糙，沿核膜聚集呈块状，核膜厚而清楚。核内有一大的、直径与红细胞相当的、嗜酸性的中位核仁，周围有空晕（图 2–76），多见于霍奇金淋巴瘤。

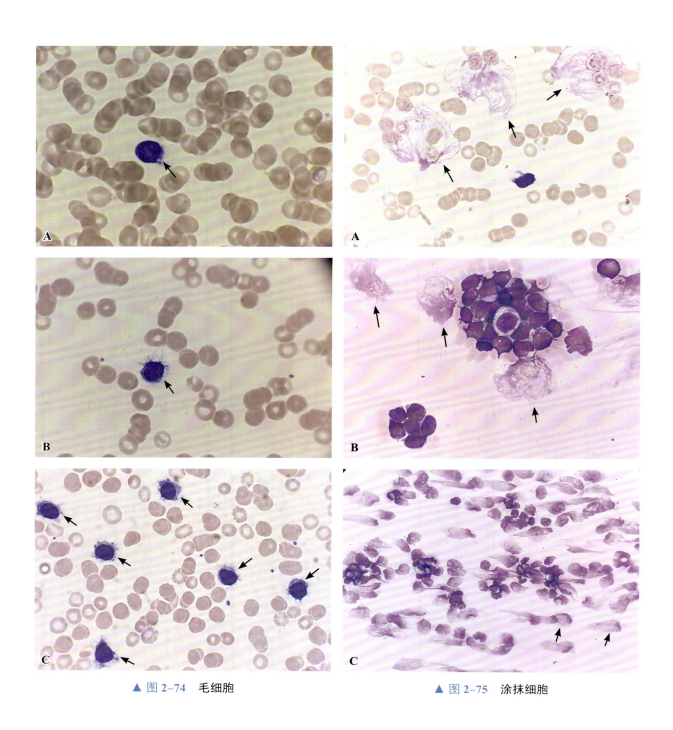

▲ 图 2–74　毛细胞　　　　　　　　　　▲ 图 2–75　涂抹细胞

12. Sezary 细胞

Sezary 和 Bouvrain 于 1838 年首先描述的 Sezary 综合征，又称 T 细胞红皮病，是一种原发于皮肤的 T 细胞淋巴瘤，以红皮病、淋巴结肿大和外周血中 Sezary 细胞为特征，在终末期所有内脏器官均可累及。Sezary 细胞是一种 $CD4^+T$ 细胞。胞体 8～15μm，胞核占 4/5，不规则，凹陷成分叶状或典型的脑回状，染色质较粗，核仁不明显。胞质嗜碱性，少到中等量，可有空泡（图 2-77）。组化染色可见 PAS（+），β- 葡萄糖醛酸酶（+），POX（-），NAE（-）。Sezary 细胞在外周血、骨髓及淋巴结均可出现。

13. 浆细胞

（1）浆细胞：胞体直径 8～15μm，常呈椭圆形。胞核常呈圆形，较小且偏位，染色质呈块状，副染色质较明显，核仁无。胞质丰富、深蓝色，常有核旁淡染区，多见有空泡，个别有少许紫红色颗粒（图 2-78）。浆细胞见于多发性骨髓瘤、免疫性疾病、病毒感染等。

（2）火焰细胞：浆细胞有的胞质经瑞特染液染色后呈红色，其成分多为免疫球蛋白，故称火焰细胞（图 2-79）。火焰细胞多见于 IgA 型多发性骨髓瘤。

（3）Mott 细胞：有的浆细胞胞质中含有 Russell 小体，由免疫球蛋白积聚而成，呈淡蓝色、淡红

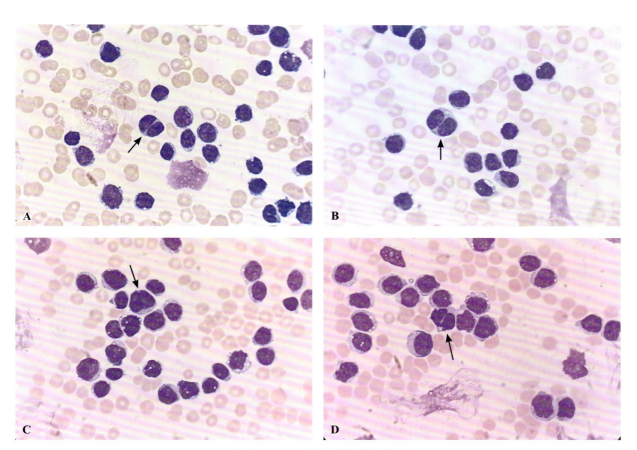

▲ 图 2-76　里德 – 斯德伯格细胞

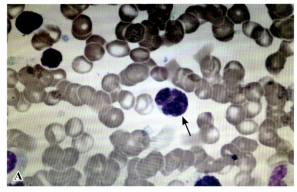

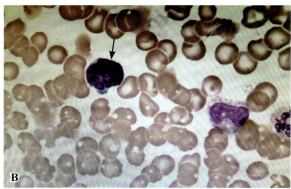

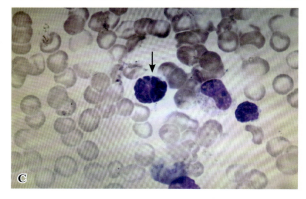

▲ 图 2-77　**Sezary** 细胞

色，圆形、大小不等，直径 2～3μm，1 个或多个。充满 Russell 小体的浆细胞称为 Mott 细胞（图 7-80）。Mott 细胞见于多发性骨髓瘤、免疫性疾病、病毒感染等。

14. 常见淋巴系细胞疾病血象

（1）急性淋巴细胞白血病血象：急性淋巴细胞白血病是由于未分化的淋巴细胞在造血组织（骨髓、脾脏和淋巴结）无限增殖所致的恶性血液病。急性淋巴白血病可分为 L_1、L_2、L_3 三种亚型。

红细胞及血红蛋白常低于正常。白细胞计数多数增高，白细胞分类中原始淋巴细胞及幼稚淋巴细胞增多为主，可达 90%（图 2-81）。其他细胞系受抑制。血小板计数一般低于正常。

（2）慢性淋巴细胞白血病血象：外周血淋巴细胞明显增多，以成熟的小淋巴细胞为主，无明显增多的幼稚细胞。淋巴细胞比例 ≥ 50%，淋巴细胞绝对值 ≥ 5×10^9/L。细胞形态与成熟小淋巴细胞类同。胞质少，胞核染色质呈凝块状（图 2-82）。

（3）霍奇金淋巴瘤血象：属于淋巴系统恶性增殖性肿瘤，在我国发病率约占淋巴瘤的 10%，多见于青年。血涂片有核细胞较多，以淋巴细胞增生为主，易见淋巴瘤细胞，胞体较大，不规则；胞质丰富，呈灰蓝色，浆内常含有大量的空泡，浆界尚清；胞核大而畸形，染色质疏松，核仁易见。外周血涂片可见 R-S 细胞（图 2-83）。

（4）B 淋巴母细胞瘤血象：该瘤细胞体积较成熟淋巴细胞大，胞质偏少，呈蓝色，可有空泡；胞核为类圆形或不规则，可见切迹、凹陷等，核染色质粗致密，核仁可见或模糊不清（图 2-84）。

（5）浆细胞白血病血象：红细胞及血红蛋白常低于正常，中度贫血。白细胞总数增高，血涂片可见有大量异常浆细胞，包括原始和幼稚浆细胞，分类计数浆细胞 > 20%。浆细胞成熟程度和形态不一致，中等大小，直径 12～20μm，呈圆形或卵圆形，偏位，胞核较幼稚；胞质丰富，呈灰蓝色，常见空泡及核旁淡染区。血小板数减少（图 2-85）。

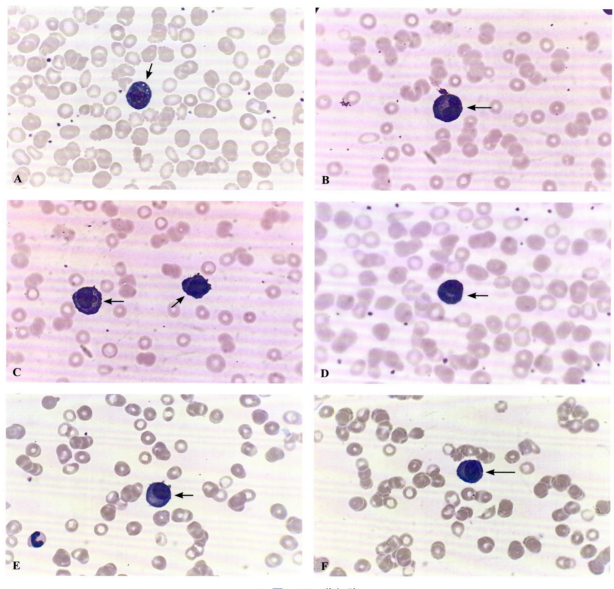

▲ 图 2-78　浆细胞

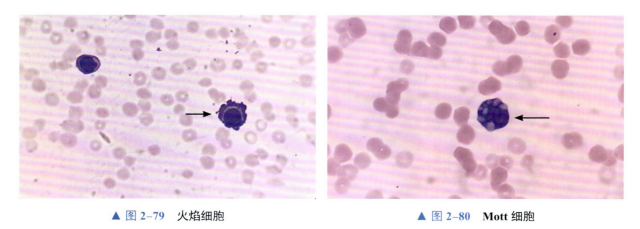

▲ 图 2-79　火焰细胞

▲ 图 2-80　Mott 细胞

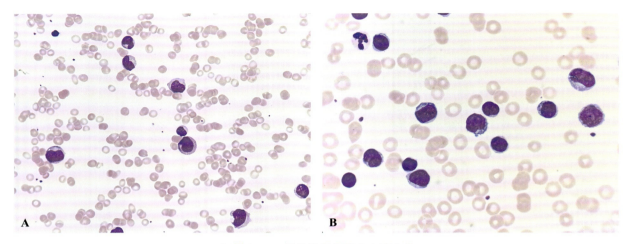

▲ 图 2-81　急性淋巴细胞白血病血象

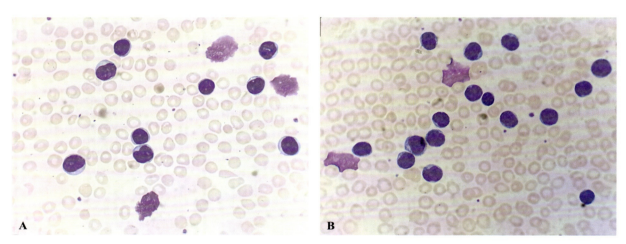

▲ 图 2-82　慢性淋巴细胞白血病血象

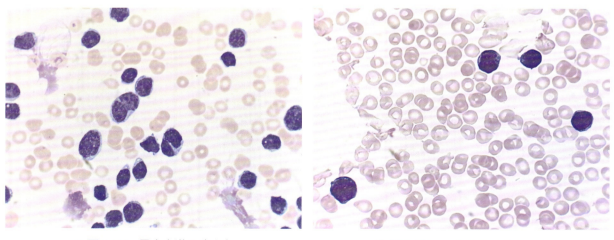

▲ 图 2-83　霍奇金淋巴瘤血象　　　　　▲ 图 2-84　B 淋巴母细胞瘤血象

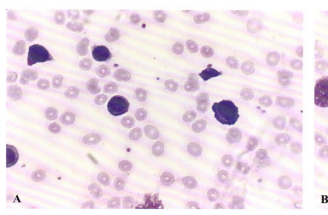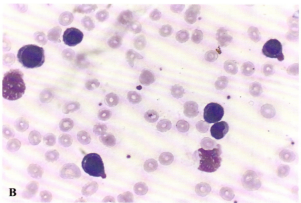

▲ 图 2-85   浆细胞白血病血象

六、巨核系细胞及其异常形态

巨核细胞的胞体巨大，是正常骨髓涂片中胞体最大的一类细胞，呈散在或小簇分布。巨核细胞产生于骨髓，来源于造血干细胞，是生产血小板的早期细胞，具体有以下几个分化阶段。

1. 原始巨核细胞

原始巨核细胞胞体较大，直径 15～30μm，呈圆形或不规则形。胞核较大，圆形，不规则，核染色质呈粗大网状，排列紧密，核仁 2～3 个。胞质量较少，不均匀，边缘不规则，染深蓝色，无颗粒，常可见指状胞质突起，细胞周边常有少许血小板附着（图 2-86）。

2. 幼稚巨核细胞

幼稚巨核细胞胞体明显增大，直径 30～50μm，外形常不规则。胞核不规则，有重叠或扭转，核

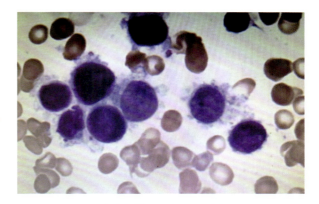

▲ 图 2-86   原始巨核细胞

染色质呈粗颗粒状或小块状，排列紧密，核仁常无，胞质较丰富，染色为蓝色或浅蓝色、近核处呈淡紫色或淡红色，常有伪足状突起（图 2-87）。

3. 颗粒型巨核细胞

颗粒型巨核细胞胞体甚大，直径 40～70μm，有时可达 100μm，其形态不规则。胞核较大，形态不规则，核染色质较粗，块状，排列紧密呈团块状，无核仁，胞质极丰富，染粉红色或夹杂有蓝色，胞质含有大量较细小的紫红色颗粒（图 2-88）。

4. 产血小板型巨核细胞

产血小板型巨核细胞胞体巨大，直径 40～70μm，有时可达 100μm，胞核不规则，高度分叶状，核染色质呈条状或团块状。胞质呈均匀粉红色，质内充满大小不等的紫红色颗粒，聚集呈簇。胞膜不清晰，多呈伪足状，其内侧及外侧常有聚集的血小板（图 2-89）。

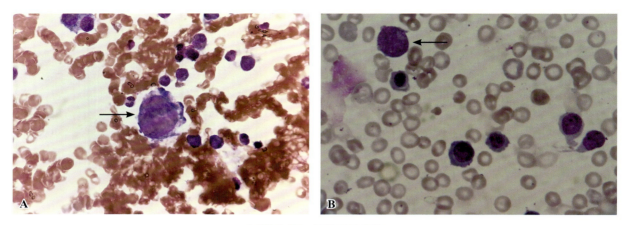

▲ 图 2-87　幼稚巨核细胞

A. 骨髓片；B. 慢性粒细胞白血病血涂片

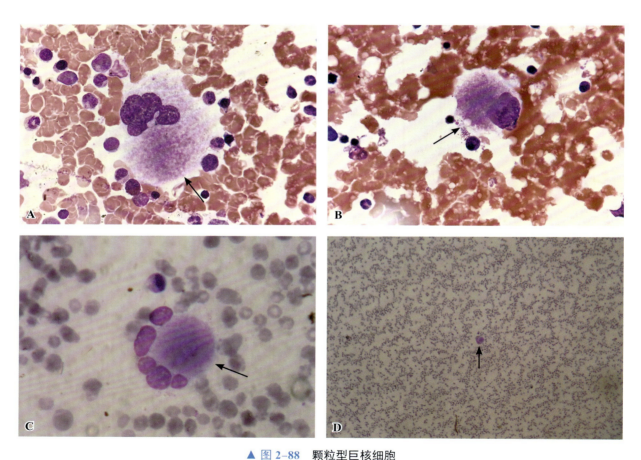

▲ 图 2-88　颗粒型巨核细胞

A 和 B. 骨髓片；C. 慢性粒细胞白血病血涂片；D. 低倍镜慢性粒细胞白血病血涂片

5. 裸核型巨核细胞

　　裸核型巨核细胞，即产血小板型巨核细胞的胞质裂解成血小板，完全脱落后，剩余的细胞核，其细胞核的形态结构与产血小板型巨核细胞相似（图 2-90）。

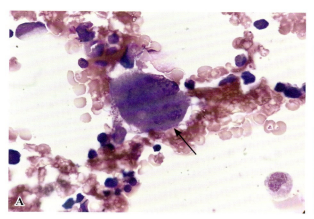
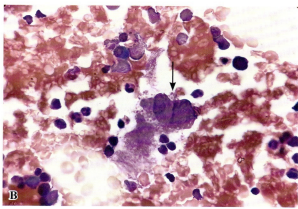

▲ 图 2-89　产血小板型巨核细胞（骨髓片）

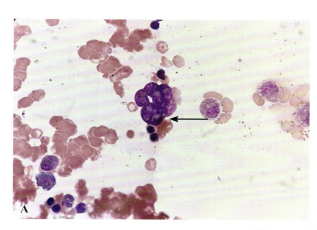
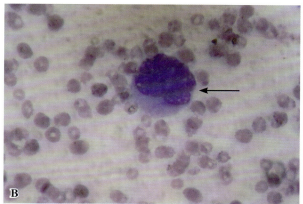

▲ 图 2-90　裸核型巨核细胞

A. 骨髓片；B. 慢性粒细胞白血病血涂片

6. 正常血小板

正常血小板呈两面微凸的圆盘状，直径为 1.5～3μm，新生血小板体积大，成熟者体积小。在末梢血直接涂片上，血小板往往成簇分布；EDTA 抗凝血的血涂片上血小板呈散在分布，其形态多数为圆形、椭圆形或略欠规则形。胞质呈淡蓝或淡红色，有细小、分布均匀而相聚或分散于胞质中的紫红色颗粒，无胞核（图 2-91）。

7. 大、巨血小板

大血小板直径为 4～7μm，巨型血小板直径 ＞ 7μm，常为 7～20μm，也可 ＞ 20μm，胞质中嗜天青颗粒细小或融合为大颗粒（图 2-92），主要见于特发性血小板减少性紫癜（idiopathic thrombocytopenic purpura，ITP）、粒细胞白血病、血小板无力症、巨大血小板综合征、骨髓增生异常综合征和脾切除后等，也可见于血小板破坏增加的血小板减少症、骨髓移植后、血栓性血小板减少性紫癜治疗后等，因年轻血小板数量增加所致。

8. 畸形血小板

畸形血小板指胞体大而畸形的血小板，常为蛇形（图 2-93）、蝌蚪状、丝状、巨长条状、不规

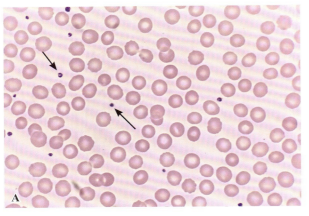 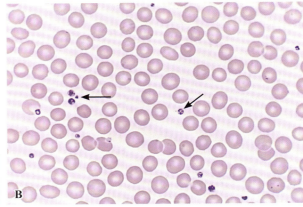

▲ 图 2-91　正常血小板

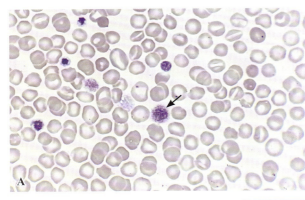

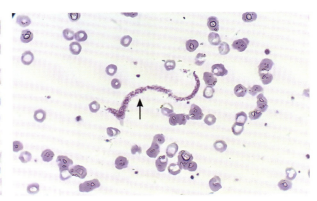

▲ 图 2-93　蛇形血小板

则形等异常形态（图 2-94）。

9. 血小板卫星现象

血小板黏附、围绕于中性粒细胞周围的现象（图 2-95）。此时，血小板和中性粒细胞形态和功能均正常。血小板卫星现象偶见于 EDTA 抗凝血，因 EDTA 和免疫球蛋白相互作用、非特异性结合血小板。血小板卫星现象是血液分析仪计数血小板假性减少的原因之一。

10. 血小板增多

一种以血小板计数增高为主要表现的疾病，患者伴有血栓和出血的发生风险增高，多数患者偶然发现血小板增多或脾大而被确诊。根据血小板增多的原因不同，可分为三种类型，即反应性血小板增多、自发性血小板增多和原发

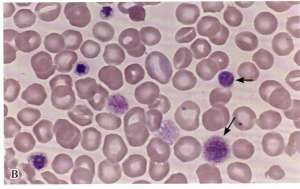

▲ 图 2-92　大、巨血小板

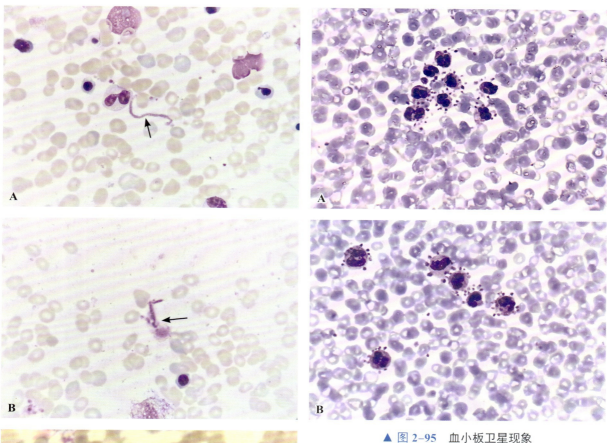

▲ 图 2-95 血小板卫星现象

▲ 图 2-94 畸形血小板

性血小板增多（图 2-96）。

11. 血小板聚集

正常人血小板在非抗凝血的外周血涂片中常可见 3~5 个聚集成簇或成团（图 2-97）。在 EDTA 抗凝血的血涂片中，血小板呈散在分布状态或出现诱发的血小板聚集现象。

血小板聚集增强，常见于血栓前状态和血

栓性疾病，如心绞痛、脑血管病变、心肌梗死、糖尿病、肺栓塞、下肢静脉血栓、高脂血症等。血小板聚集高，有形成血栓或已形成血栓的风险。

12. EDTA 依赖性血小板假性减少

由于用 EDTA 盐作为抗凝剂的抗凝血在全自动血细胞计数仪上检测时，发生假性血小板计数减少的现象，临床上假性血小板减少的发生率为 0.09%~0.21%。

该现象的发生是在 EDTA 盐（或枸橼酸盐、肝素）等作为抗凝剂的前提下出现的介导的血液中冷抗血小板自身抗体，使血小板互相凝集现象，这种 EDTA 依赖性冷抗血小板自身抗体直接作用于血小板膜糖蛋白 Ⅱb/Ⅲa 上，同时这种与血小板结合的自身抗体 Fc 端可与单核细胞

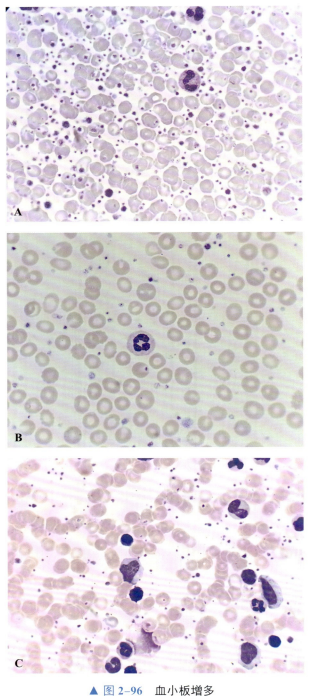

▲ 图 2-96　血小板增多

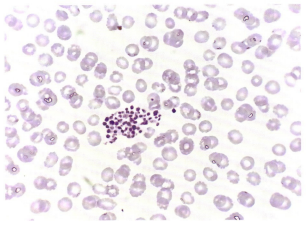

▲ 图 2-97　血小板聚集

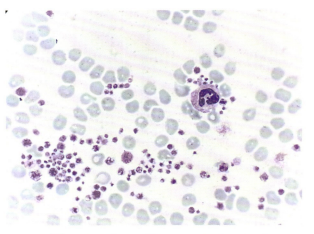

▲ 图 2-98　EDTA 依赖性血小板假性减少症

七、其他细胞及其异常形态

1. 海蓝组织细胞

海蓝组织细胞直径为 20～60μm，胞体呈圆形或椭圆形。有一偏位圆形核，染色质凝集，可见核仁。胞质含不等数量的海蓝色或蓝绿色颗粒，其苏丹黑及糖原染色呈阳性反应，胞质内含有脑苷脂和糖类物质（图 2-99）。

海蓝组织细胞增生症属类脂质代谢异常的常染色体隐性遗传病，在骨髓及其他组织的组织细胞中含有多量海蓝色颗粒，大多在少年时发现，临床表现为肝脾大及血小板减少，病情

或淋巴细胞膜上 Fc 受体结合，出现血小板卫星现象（图 2-98）。此外，血小板聚集呈卫星现象也取决于血液抗凝时间及室内温度，即抗凝时间越长、室内温度越低，血小板聚集呈卫星现象越严重。

多属良性过程。但海蓝组织细胞也可见于慢性粒细胞白血病、尼曼－匹克（Niemann-Pick）病、高脂血症、珠蛋白生成障碍性贫血患者的骨髓中。海蓝组织细胞来源于吞噬细胞，由于机体大量类脂质的沉积，巨噬细胞大量吞噬脂质，细胞胞质脂质沉积，胞体增大，使正常组织器官的功能丧失或降低。

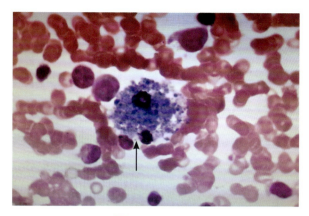

▲ 图 2-99　海蓝细胞

2. 尼曼 - 匹克细胞

尼曼－匹克细胞胞体直径 20～100μm，细胞个越大形态越不规则。核较小，圆形或卵圆形，一般为单个，也可多核。胞质丰富，充满圆滴状透明小泡，类似桑葚状或泡沫状（图 2-100）。

3. 戈谢细胞

戈谢细胞胞体大，直径 20～80μm，形态为圆形、卵圆形或多边不规则形。胞核较小偏位，圆形或椭圆形，1 个或 2～3 个，染色质粗糙，副染色质明显，偶见核仁。胞质丰富，淡蓝色，无空泡，胞质中含有许多与细胞长轴平行的粗暗条纹样结构，交织成网，如洋葱皮样或蜘蛛网状（图 2-101）。

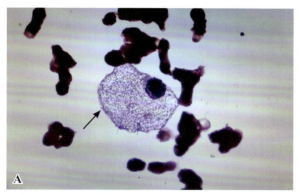

4. 噬血细胞

噬血细胞胞体直径 20～40μm，或更大，胞质丰富，吞噬多个成熟红细胞，或幼红细胞，或血小板或白细胞等（图 2-102）。

5. 树突状细胞

树突状细胞是一类形状不规则的非单核吞噬系统细胞。其特点是胞质有许多长突起呈触须状，细胞形态像蜘蛛（图 2-103）。树突状细胞分散于全身的上皮组织和实质性器官，也可迁移到血液和淋巴组织，是功能强大的专职抗原呈递细胞（antigen presenting cell，APC）。树突状细胞自身具有免疫刺激能力，是目前发现的唯一能激活未致敏初始型 T 细胞的APC。

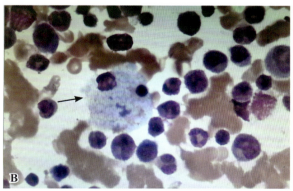

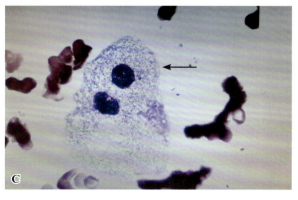

▲ 图 2-100　尼曼 - 匹克细胞

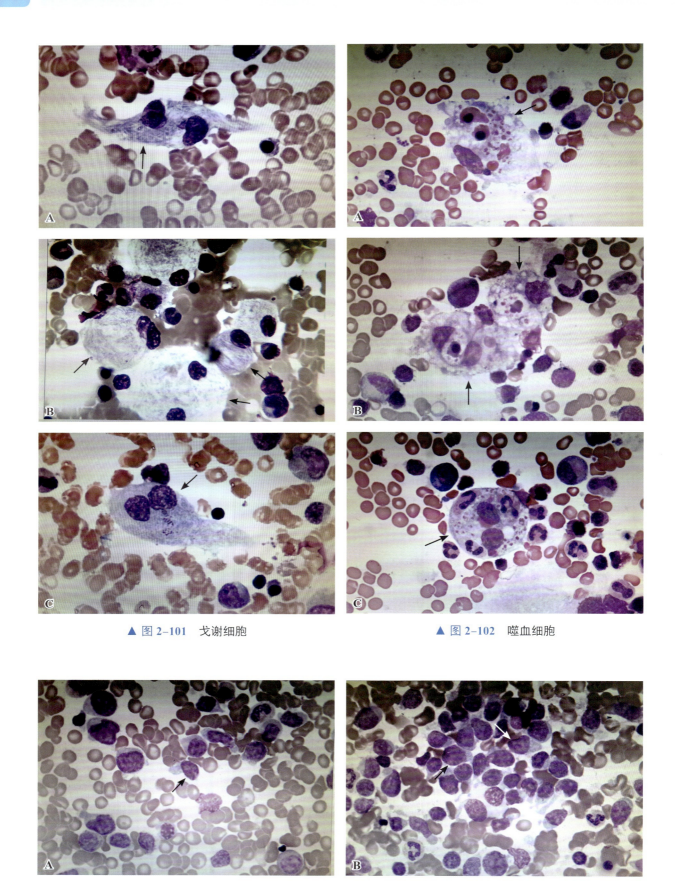

▲ 图 2-101　戈谢细胞

▲ 图 2-102　噬血细胞

▲ 图 2-103　树突状细胞

6. 红斑狼疮细胞

典型的红斑狼疮细胞为中性粒细胞内含有一个或多个红色圆形或椭圆形的无结构云雾状均匀体，多形分叶细胞核被挤在一边，整个细胞体积较正常的中性粒细胞大（图 2-104）。未被吞噬的均匀体可以被多个中性粒细胞环绕，形成所谓的花簇样细胞（图 2-105）。

狼疮因子与受损的白细胞作用后，可形成狼疮小体。后者被中性分叶核白细胞吞噬后形成红斑狼疮细胞。红斑狼疮细胞主要见于系统性红斑狼疮，偶尔见于类风湿关节炎等。

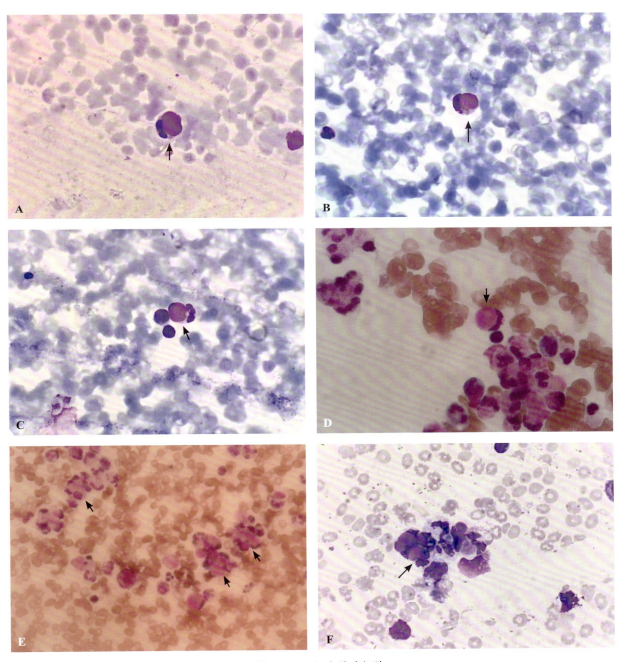

▲ 图 2-104　红斑狼疮细胞

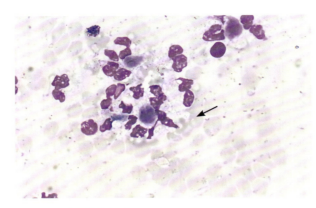

▲ 图 2-105　花簇样细胞环绕均匀体

八、血液形态学检验相关病例分析

病例 2-1　EDTA 依赖的血小板聚集引起的血小板假性减低

【病例概述】

患者，男，45 岁，基层当地医院血常规结果血小板减低。

初步诊断：血小板减少。

我院血常规检测结果见图 2-106。形态学图谱见图 2-107。

【病例分析】

血小板计数：$29 \times 10^9/L$；旗标报警：PLT Clumps；血小板直方图显示血小板分布异常。触犯血常规复检规则，$29 \times 10^9/L < 80 \times 10^9/L$，执行推片、染色和显微镜检查。油镜（$10 \times 100$ 倍）下所见，血小板聚集成堆。

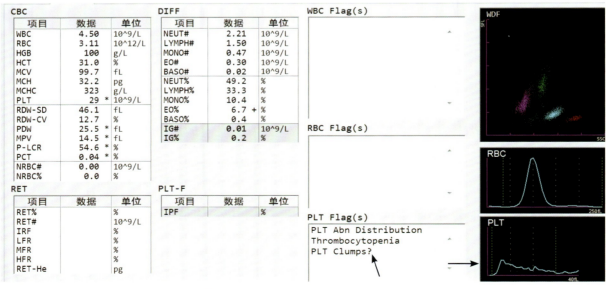

▲ 图 2-106　血常规参数、直方图及散点图

【总结与体会】

遇见仪器检测结果血小板减少，首先排除血液标本是否有凝块。该标本无肉眼可见凝块。考虑到患者在当地医院检测血小板减低，应先排除抗凝剂 EDTA 依赖性血小板聚集。通知临床护士帮患者换用含枸橼酸钠抗凝剂的真空采血管给予重新采血。第二次上机检测血常规，结果 PLT 计数为 $215 \times 10^9/L$，与显微镜下结果基本相符。

（本病例由俞萍丽提供）

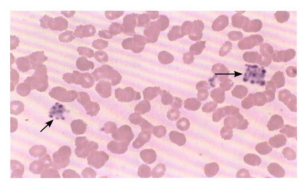

▲ 图 2–107　血小板聚集（瑞特染色，10×100 倍）

病例 2-2　冷凝集引起的血小板假性减低

【病例概述】

患者，男，56 岁，以"腹腔恶性肿瘤、血小板减低"入院。

血常规结果见图 2–108（血小板计数为电阻抗法）。形态学图谱见图 2–109。

【病例分析】

电阻抗法血小板计数：$68 \times 10^9/L$；旗标报警：PLT Clumps；$68 \times 10^9/L < 80 \times 10^9/L$，触犯血常规复检规则，执行推片、染色和显微镜检查。油镜（10×100 倍）下所见，血小板聚集。

PLT-F 通道检测结果：血小板计数：$59 \times 10^9/L$，PLT 散点图显示大血小板比例增加，分布宽度变大（图 2–110）。

疑为 EDTA 依赖性血小板聚集所致血小板假性减低，遂依次换用抗凝剂枸橼酸钠、肝素、预稀释模式，但均不能解聚。"无路可走"之际，受红细胞冷凝集启发，将稀释血（全血：稀释液 = 1∶6）

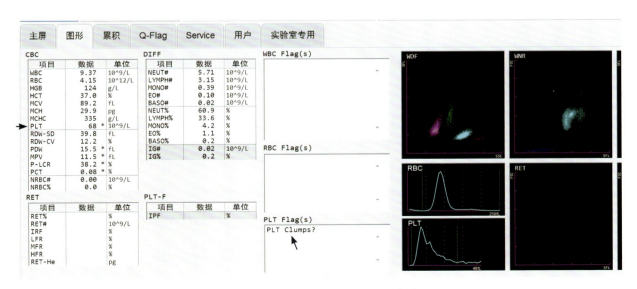

▲ 图 2–108　血常规参数、直方图及散点图

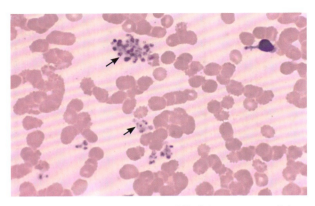

▲ 图 2-109　血小板聚集（瑞特染色，10×100 倍）

37℃温育 30min，用 Sysmex XS-800i 预稀释模式检测，测得血小板计数为 $168×10^9/L$，与镜检结果相符。这正所谓"山重水复疑无路，柳暗花明又一村"。

【总结与体会】

假性血小板减少症（pseudothrombocytopenia，PTCP），是由于各种因素引起的血小板聚集，导致通过血细胞分析仪做检测时，血小板计数

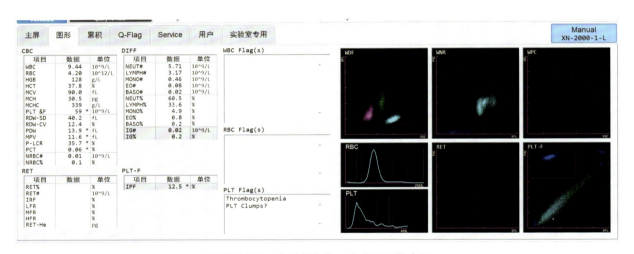

▲ 图 2-110　血常规参数、直方图及散点图

假性减低。检验人员如不及时发现，可能误导临床医生进行骨髓检查或输注血小板等不必要的检查和治疗（图 2-111），导致对患者的错误诊断和治疗，给患者及其家属带来精神和经济负担，甚至引起医疗纠纷，造成严重后果。由于假性血小板减少原因复杂多样，给检验和临床医生造成极大困扰，已引起广泛关注。

引起血液分析仪血小板计数假性减少，常见的临床原因包括以下 5 点：①采血不当，最为常见；②由 EDTA 抗凝剂引起的假性血小板减少（EDTA-PTCP），此现象的发生率达 0.07%～0.20%，是血常规检测中血小板假性减少的较常见原因；③多种抗凝剂依赖的假性血小板减少；④血小板卫星现象，血小板黏附或围绕中性粒细胞（偶尔黏附于单核细胞）的现象，见于 EDTA 抗凝血中，血小板被误认为白细胞，此现象较为少见，发生率约为 1/12 000；⑤非抗凝剂依赖的血小板假性减少，如冷凝集、针对血小板表面糖蛋白抗体的药物、高镁血症、高胆固醇等。

（本病例由俞萍丽提供）

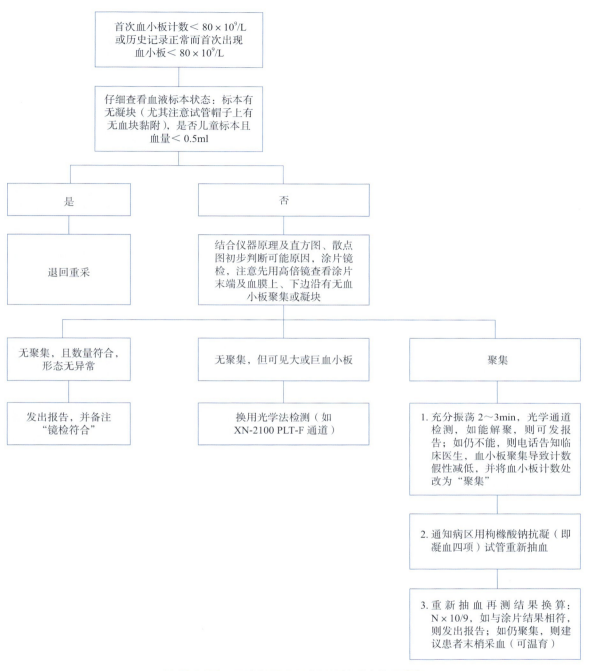

▲ 图 2-111 血常规可疑血小板假性减少处理流程

病例 2-3 重度脂浊引起的血红蛋白假性增高

【病例概述】

患者，男，78 岁，化疗后"肺部感染"，收治于综合 ICU。

图 2-112 显示其血常规检测结果。

【病例分析】

红细胞平均血红蛋白浓度（mean corpuscular hemoglobin concentration，MCHC）＝ 404g/L，旗

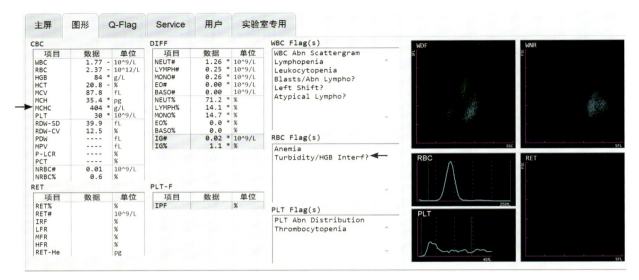

▲ 图 2-112　血常规参数、直方图及散点图

标报警：脂浊 / 血红蛋白干扰。MCHC ＞ 380g/L，结合报警信息，标本浑浊可能性大。观察标本状态，可见该标本重度脂浊（图 2-113）。

解决方案一：血浆置换。以等量血细胞稀释液（血液分析仪配套用稀释液）置换血浆，重新检测血常规得到红细胞参数：血红蛋白（hemoglobin，HGB）73g/L、MCHC 345g/L。MCHC 大致正常，HGB 得到纠正。

解决方案二：很多血细胞分析仪具有光学通道，该通道检测红细胞可消除脂浊等的干扰，如 Sysmex XN2000 RET 通道。图 2-114 显示该标本检测结果，即 HGB-O 72g/L、MCHC-O 350g/L，与血浆置换结果相近。

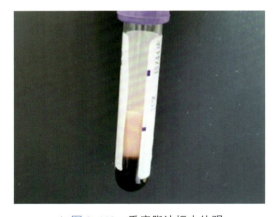

▲ 图 2-113　重度脂浊标本外观

【总结与体会】

MCHC = HGB /（MCV×RBC），其中 MCV 为红细胞平均体积，RBC 为红细胞计数。当 MCHC ＞ 380g/L 时，临床上多为假性增高，主要是由于血红蛋白的假性增高及 RBC 计数的假性减低所致。HGB 的假性增高主要见于重度脂浊、黄疸、高白细胞等情况，其中以重度脂浊最为常见，RBC 计数的假性减低主要见于红细胞冷凝集，两者需区别对待。

（本病例由俞萍丽提供）

病例 2-4　自身免疫性溶血性贫血

【病例概述】

患者，女，2 岁，主诉腹痛 10 天，发现皮肤黄染，伴尿液颜色深 6 天。入院前 10 天，无明显

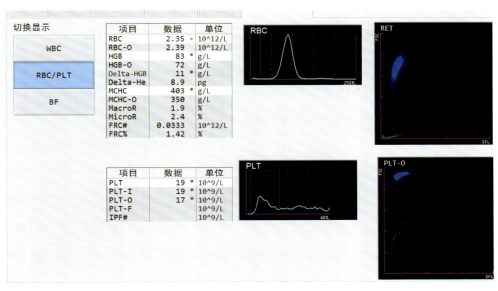

▲ 图 2-114　红细胞 / 血小板参数、直方图及散点图

诱因出现右上腹疼痛，程度尚可，而后出现呕吐一次，呕吐胃内容物，无咖啡样物，无明显诱因发现颜面、眼黄，伴小便颜色加深如茶色。

图 2-115 显示了血常规结果。图 2-116 显示仪器散点图。形态学图谱见图 2-117。

血常规结果触发显微镜复检规则，当 HGB < 50g/L 或 > 180g/L，MCV 120fl > 100fl；仪器报警提示红细胞大小不一，存在大红细胞，仪器报警 RET 增多，且直方图分布异常。

【病例分析】

(1) 显微镜检查：镜下红细胞大小不一，可见嗜多色性红细胞、球形红细胞、晚幼红细胞。

(2) 肝功能检查：总胆红素 37.0μmol/L，间接胆红素 32.2μmol/L，天冬氨酸氨基转移酶 126U/L。

	检验项目	结　果	参考范围	单位		检验项目	结　果	参考范围	单位
1	*白细胞计数	17.27 ↑	4.00～10.00	10^9/L	18	红细胞体积分布宽度-SD	-----	37.0～54.0	
2	中性粒细胞%	52.10	50.0～70.0	%	19	红细胞体积分布宽度-CV	-----	11.0～16.0	
3	淋巴细胞%	39.40	20.00～40.00	%	20	有核红细胞绝对计数	17.43 ↑	0.00～0.02	10^9/L
4	单核细胞%	7.90	3.00～8.00	%	21	有核红细胞/白细胞	100.90 ↑	<1.00	%
5	嗜酸性粒细胞%	0.00	0.00～5.00	%	22	*血小板计数	371 ↑	100～300	10^9/L
6	嗜碱性粒细胞%	0.60	0.00～1.00	%	23	血小板比容	0.33 ↑	0.06～0.28	%
7	中性粒细胞绝对数	9.01 ↑	1.50～7.00	10^9/L	24	血小板体积分布宽度	8.1 ↓	9.0～17.0	%
8	淋巴细胞绝对数	6.80 ↑	0.80～4.00	10^9/L	25	平均血小板体积	8.8	6.4～12.1	fl
9	单核细胞绝对数	1.36 ↑	0.12～0.80	10^9/L	26	大血小板比率	14.30	13.00～43.00	%
10	嗜酸性粒细胞绝对数	0.00	0.00～0.50	10^9/L	27	网织红细胞计数	0.601 ↑	0.040～0.079	10^12/L
11	嗜碱性粒细胞绝对数	0.10 ↑	0.00～0.10	10^9/L	28	网织红细胞%	46.610 ↑	0.500～1.500	%
12	*红细胞计数	1.29 ↓	3.50～5.50	10^12/L	29	未成熟网织红细胞比率	42.4 ↑	2.4～17.5	%
13	*血红蛋白	51.0 ↓	110.0～150.0	g/L	30	低荧光强度网织红细胞比	57.6 ↓	89.4～99.5	%
14	*红细胞比积	15.6 ↓	35.0～45.0	%	31	中荧光强度网织红细胞比	17.2 ↑	1.8～14.4	%
15	*平均红细胞体积	120.9 ↑	80.0～100.0	fl	32	高荧光强度网织红细胞比	25.2 ↑	0.0～2.4	%
16	平均红细胞血红蛋白含量	39.5 ↑	27.3～34.4	pg					
17	平均红细胞血红蛋白浓度	327.0	320.0～360.0	g/L					

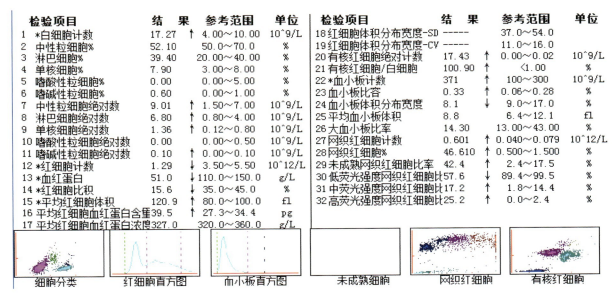

▲ 图 2-115　血常规参数、直方图及散点图

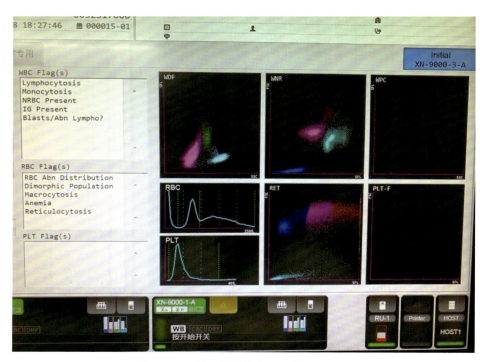

▲ 图 2-116　仪器报警信息、直方图及散点图

（3）直接抗人球蛋白试验：阳性。

（4）血小板抗体筛查：阳性。

（5）血浆游离血红蛋白测定：150mg/L（参考范围＜ 51mg/L ）。

【总结与体会】

对不明原因的贫血，伴有黄疸、尿液颜色加深，外周血形态学发现红细胞大小不一，见嗜多色性红细胞，球形红细胞，晚幼红细胞时，应高度警惕，通知临床辅助其他实验室检查，可为溶血性贫血疾病早发现、早治疗以及改变患者预后提供关键证据信息。

（本病例由林秋提供）

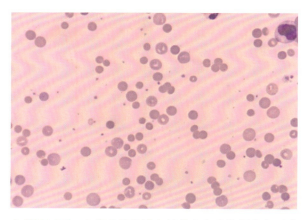

▲ 图 2-117　自身免疫性溶血性贫血患者外周血象（瑞特染色，10×40 倍）

病例 2-5　发热不一定是感染

【病例概述】

患者，女，16 月龄。主诉间断发热 3 个月余，皮肤出血点 13 天入院。病初主要表现为反复发热，无面色苍白，无鼻出血和齿龈出血，无血尿、黑粪、血粪，无明显咳嗽、痰鸣，无腹痛、吐泻，无烦吵、抽搐等不适。外院及我院多次查血象示血小板降低（表 2-2 和表 2-3，图 2-118），余

表 2-2　血细胞分析仪检测结果

时　间	WBC（×10^9/L）	ANC（×10^9/L）	Hb（g/L）	PLT（×10^9/L）	CRP（mg/L）
2020/09/29	11.65	6.05	127	65	19.31
2020/10/03	8.88	2.22	116	56	7.6
2020/12/26	6.99	1.22	99	12	—
2012/01/06	8.37	2.24	101	12	—
2021/01/07	7.36	1.42	96	14	16.31
2021/01/08	6.14	2.01	94	10	—
2021/01/09	5.41	1.57	90	14	10.77
2021/01/11	5.91	1.71	93	34	—
2021/01/13	3.88	1.25	91	29	—
2021/01/14	5.23	1.27	89	24	6.66
2021/01/18	6.07	1.32	81	40	10.19

表 2-3　血常规人工显微镜细胞分类结果

时　间	分叶核	淋　巴	单　核	嗜　酸	异常淋巴	幼稚细胞	血小板分布
2021/01/07	22	73	2	1	2	—	罕见
2021/01/08	30	67	3	—	—	—	罕见
2021/01/13	36	52	3	—	—	9	少见

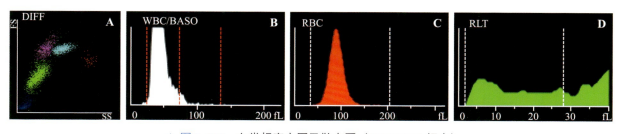

▲ 图 2-118　血常规直方图及散点图（2021/01/13 标本）

两系大致正常，予抗感染治疗后热退，血小板在（40～83）×10^9/L 波动。入院后，多次查血象提示血小板波动于（12～15）×10^9/L，粒系及血红蛋白大致正常，考虑血小板减少（待查）。

(1) 实验室检查：生化指标检测结果见表 2-4，凝血指标检测结果见表 2-5，血小板抗体筛查结果见表 2-6，HIV+TP+HCV+HBV 抗原抗体检测结果见表 2-7。

(2) 形态学图谱：外周血细胞形态学检查见图 2-119，骨髓细胞形态学及化学染色检查见图 2-120 至图 2-124，电子显微镜骨髓细胞形态学检查见图 2-125，骨髓液流式细胞术免疫分型见图 2-126 和表 2-8。

表 2-4　生化全套指标

检验项目	结果	参考范围	单 位	检验项目	结 果	参考范围	单 位
1. 总胆红素（TBIL）	3.5	2.0～22.0	μmol/L	20. 尿素（UREA）	3.2	3.1～7.4	mmol/L
2. 直接胆红素（DBIL）	0.9	0.0～8.0	μmol/L	21. 肌酐（CREA）	20 ↓	40～135	μmol/L
3. 间接胆红素（IBIL）	2.6	0.0～20.0	μmol/L	22. UREA/CREA	0.16	—	—
4. 总蛋白（TP）	74.5	60.0～84.0	g/L	23. 尿酸（URIC）	197	130～430	μmol/L
5. 白蛋白（ALB）	38.9	35.0～54.0	g/L	24. 葡萄糖 GLU	4.65	3.90～6.10	mmol/L
6. 球蛋白（GLB）	35.6 ↑	20.0～35.0	g/L	25. 乳酸脱氢酶（LDH）	927 ↑	109～245	U/L
7. 白球比例（A/G）	1.09	1.09～2.50		26. 肌酸激酶（CK）	38	22～270	U/L
8. 丙氨酸氨基转移酶（ALT）	9	0～40	U/L	27. 肌酸激酶 MB 亚型	25.5 ↑	2.0～25.0	U/L
9. 天冬氨酸氨基转移酶（AST）	33	0～46	U/L	28. CKMB/CK	0.67	—	—
10. AST/ALT	3.67	—	—	29. 钾（K）	4.56	3.50～5.50	mmol/L
11. γ- 谷氨酰转肽酶	9	7～32	U/L	30. 钠（Na）	136.8	135.0～148.0	mmol/L
12. 碱性磷酸酶（ALP）	183	0～500	U/L	31. 氯（Cl）	101.6	96.0～112.0	mmol/L
13. 甘油三酯（TG）	2.04 ↑	0.40～1.86	mmol/L	32. 钙（Ca）	2.45	2.10～2.70	mmol/L
14. 总胆固醇（CHOL）	4.61	3.40～6.10	mmol/L	33. 碳酸氢盐（HCO₃）	23.3	20.1～29.0	mmol/L
15. 高密度脂蛋白胆固醇	0.80 ↓	0.90～1.90	mmol/L	34. 镁（Mg）	0.93	0.70～1.10	mmol/L
16. 低密度脂蛋白胆固醇	3.20	1.10～3.50	mmol/L	35. 无机磷酸盐（P）	1.82 ↑	0.83～1.48	mmol/L
17. 载脂蛋 A1（APOA1）	1.06	1.00～1.60	g/l.	36. 阴离子间隙（AG）	16	10～18	mmol/L
18. 载脂蛋白 B（APOB）	1.10 ↑	0.60～1.10	g/L	37. 渗透压（OSM）	281	275～300	mOsm/L
19. 载脂蛋白 A1：B	0.96	—	—				

表 2-5　凝血指标

检验项目	结果	提 示	参考范围	单 位
1. 凝血酶原时间（PT）	14.7		11.0～15.0	s
2. 国际标准化比值（INR）	1.14		—	—
3. 凝血酶原活动度	81.0		70.0～150.0	%
4. 活化部分凝血活酶时间（APTT）	52.9	↑	28.0～42.0	s
5. 活化部分凝血活酶时间比值	1.56		—	—
6. 纤维蛋白原（FIB）	4.69	↑	2.00～4.00	g/L
7. 凝血酶时间（TT）	16.1		14.0～21.0	s
8. D-二聚体	0.26		0.00～0.50	μg/ml

表 2-6　血小板抗体筛查

检验项目	结　果	提　示	参考范围	单　位
血小板抗体筛查	阴性	—	阴性	—

表 2-7　**HIV+TP+HCV+HBV 抗原抗体检测**

检验项目	结　果	提　示	参考范围	单　位	方　法
1. 乙肝病毒表面抗原	0.22	阴性（−）	＜ 1.00	S/C.0	ELISA
2. 乙肝病毒表面抗体	27.91	阳性（＋）	＜ 1.00	S/C.0	ELISA
3. 乙肝病毒 e 抗原	0.34	阴性（−）	＜ 1.00	S/C.0	ELISA
4. 乙肝病毒 e 抗体	1.28	阴性（−）	＞ 1.00	S/C.0	ELISA
5. 乙肝病毒核心抗体	0.05	阳性（＋）	＞ 1.00	S/C.0	ELISA
6. 丙肝病毒抗体	0.20	阴性（−）	＜ 1.00	S/C.0	化学发光法
7. 人免疫缺陷病毒抗原抗体（Ag/Ab）	0.25	阴性（−）	＜ 1.00	S/C.0	免疫法
8. 梅毒螺旋体特异抗体	0.12	阴性（−）	＜ 1.00	S/C.0	化学发光法

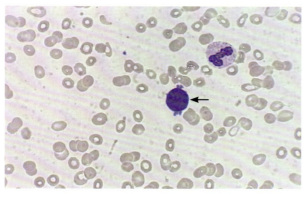

▲ 图 2-119　外周血血象（**2021/01/13 标本，瑞特染色，10×100 倍**）

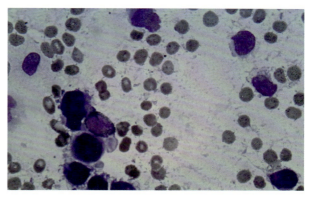

▲ 图 2-121　骨髓涂片（**POX 染色，10×100 倍**）

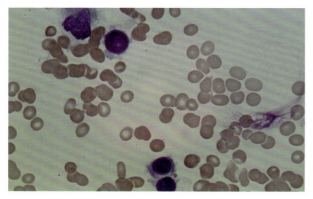

▲ 图 2-120　骨髓涂片（**瑞特染色，10×100 倍**）

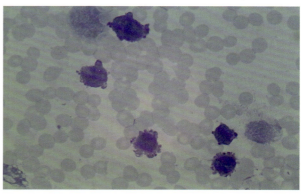

▲ 图 2-122　骨髓涂片（**PAS 染色，10×100 倍**）

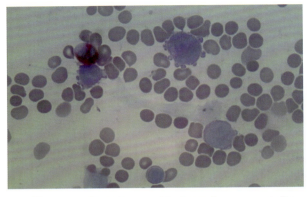

▲ 图 2-123　骨髓涂片（ASD-CE 染色，10×100 倍）

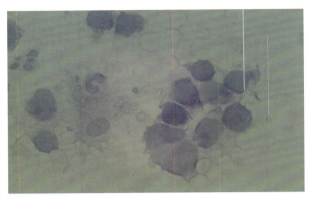

▲ 图 2-124　骨髓涂片（NAF 染色，10×100 倍）

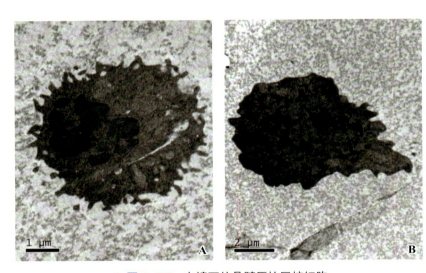

▲ 图 2-125　电镜下的骨髓原始巨核细胞

送检骨髓组织电镜下可见大量成熟红细胞，极少数有核细胞。有核细胞中可见单核细胞及原始巨核细胞。原始巨核细胞核形不规则，以常染色体为主，核仁明显，细胞表面可见少量突起，成熟红细胞形态无明显改变

初步诊断：①血小板减少（待查）；②感染性发热。

【病例分析】

2021 年 1 月 7～10 日，主要考虑三个方向：①免疫性血小板减少性紫癜：患儿亚急性起病，病程中主要表现为间断发热及皮肤出血，我院及外院血常规示血小板下降，波动于（12～83）×10⁹/L，外周血分类提示血小板罕见，考虑本病可能，择期骨穿进一步明确。②血液系统疾病：如急性白血病或再生障碍性贫血。患儿病程中有皮肤瘀点表现，查血常规提示血小板低，近期血红蛋白轻度下降，且经丙种球蛋白、甲强龙治疗效果不佳。但患儿外周血人工显微镜分类未见幼稚细胞，结合查体胸骨无压痛反应，淋巴结、肝脾未触及肿大，目前依据不足，择期完善骨髓穿刺查检协诊。③结缔组织疾病：如系统性红斑狼疮、干燥综合征等疾病均可累及血液系统，导致血小板减少。但患儿无长期皮疹，无长期低热，抗感染治疗后可热退，目前依据不足，已予完善 ANA+ANA 抗体谱协诊。

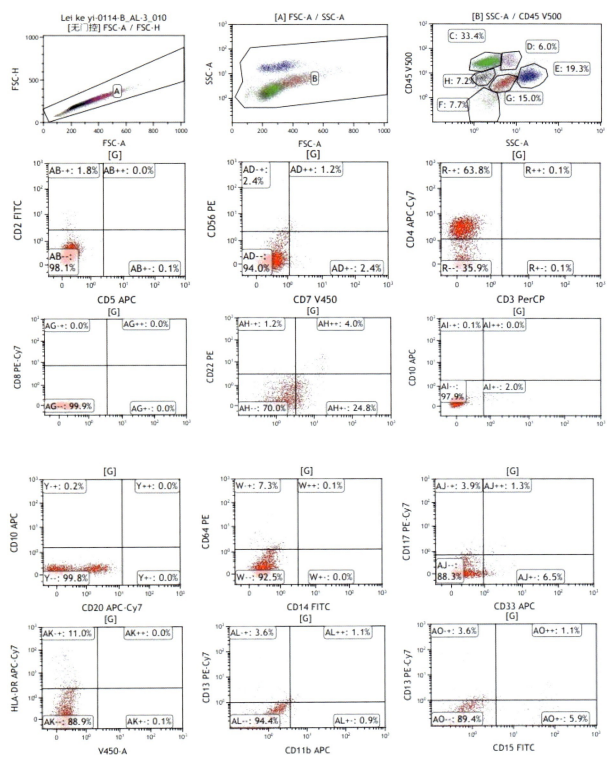

▲ 图 2-126　流式细胞术免疫分析细胞群散点图

流式细胞群分析：CD45/SSC 设门，淋巴细胞群（C）33.4%，造血祖细胞群（H）7.2%，异常细胞群（G）15.0%，粒系细胞群（E）19.3%，单核细胞群（D）6.0%，红系及其他细胞群（F）7.7%。注：此细胞群根据 CD45 和 SSC 参数不同表达强度界定，供参考

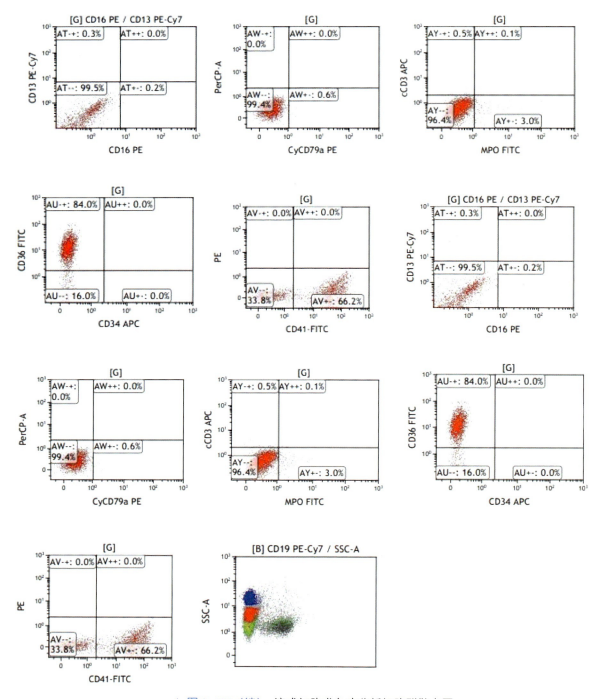

▲ 图 2-126（续） 流式细胞术免疫分析细胞群散点图

1月13日，患者外周血涂片人工显微镜分类，提示幼稚细胞9%。

骨髓报告：骨髓涂片有核细胞增生活跃，粒系占11.0%，红系占3.00%，粒：红=3.67：1。粒系减低，红系减低，淋巴细胞、单核细胞大致正常。全片见巨核细胞24个，血小板罕见。未见血液寄生虫。原始巨核细胞占68.0%，胞体大小不一，胞质的量少，呈蓝色，可见伪足及血小板，核圆形，可见双核，染色质疏松，核仁1～2个。

表 2–8　流式细胞术免疫分析结果

抗原标记	G 门细胞中的阳性率（%）	抗原标记	G 门细胞中的阳性率（%）	抗原标记	G 门细胞中的阳性率（%）	抗原标记	G 门细胞中的阳性率（%）
CD2	1.8	CD14	0.1	CD38	28.8	CD16	0.2
CD5	0.1	CD117	5.2	CD34	0	CD56	3.6
CD7	3.6	CD33	7.8	CD19	2.0	CyCD3	0.6
CD4	63.9	HLA-DR	11.0	CD10	0.2	MPO	3.1（自身对照阳性）
CD3	0.2	CD13	4.7	CD20	0	CyCD79a	0.6
CD8	0	CD11b	2.0	CD64	7.4	CD41	62.2（自身对照阴性）
CD22	5.2	CD15	7.0	CD36	84.0		

结论：15.0% 细胞（占全部有核细胞）FSC 大而 SSC 不大，其表达 CD4、CD38、CD36、CD41，不表达 CD33、HLA-DR、CD13、CD117、CD64、CD14、CD11b、CD16、CD15、MPO，为异常细胞。此结果考虑为急性巨核细胞白血病 M7 可能，请结合临床及其他实验室检查

POX：阴性（自身对照阳性）；PAS：阳性率 13%，积分 24（6+，5++，2++++）；ASD-CE：阴性（自身对照阳性）；A-NAE/NAF：阴性。

外周血涂片白细胞数增高，原始巨核细胞比例 1/100WBC，成熟红细胞部分大小不等，中心浅染区扩大。血小板罕见，寄生虫未见。

骨髓象提示，急性巨核细胞白血病。

综上所述，患儿的临床表现、实验室检查等，临床诊断为急性巨核细胞白血病。

【总结与体会】

外周血涂片人工显微镜分类可否发现幼稚细胞，对临床后续的诊断和治疗很重要。血涂片经瑞特染液染色后，显微镜下小巨核细胞如果检验人员经验不足，极易被判断为异常淋巴。与临床医生的沟通交流也是必需的，急性巨核细胞白血病临床表现为贫血、出血、发热及感染。常伴肝脾大，易伴发骨髓纤维化。

实验室检查应从以下几个方面多加注意。

(1) 血常规：大部分患者红细胞、血红蛋白和血小板常明显减少。血涂片中可见淋巴样小巨核细胞，易见畸形、巨大血小板。

(2) 骨髓涂片细胞学检查：有核细胞增生活跃或明显活跃。原始巨核细胞 ≥ 20%（NEC），可见小原始巨核细胞，染色质粗而浓集，核仁不明显，胞质深蓝，可有伪足样突起。

(3) 细胞化学染色：原始巨核细胞对 MPO 及苏丹黑 B 染色均呈阴性反应。PAS 染色见胞质内大小不一紫红色阳性颗粒。α-NAE 染色出现点状或块状阳性，不被 NAF 抑制。

(4) 免疫表型：原始巨核细胞表达一种或多种血小板糖蛋白，如 CD41（糖蛋白Ⅱb/Ⅲa）、CD61（糖蛋白Ⅲa）、CD42b（糖蛋白Ⅰb）。特异性表达 CD36；可表达髓系相关抗原 CD13 和 CD33，通常不表达 CD34、CD45 和 HLA-DR，不表达 MPO 和其他髓系分化抗原。

（5）遗传学检查：该类型白血病没有特征性染色体异常，可有 inv（3）或 del（3）；+8、+21 染色体异常。

（本病例由林海锋提供）

病例 2-6　急性早幼粒细胞白血病致脑出血

【病例概述】

患者，女，46 岁，因全身酸痛，伴皮肤青紫、牙龈出血，就诊门诊血液科。

图 2-127 和图 2-128 为血常规检查及血细胞分析结果。形态学图谱见图 2-129 和图 2-130。

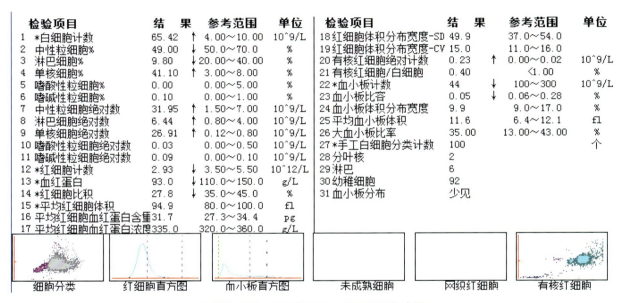

检验项目	结　果	参考范围	单位	检验项目	结　果	参考范围	单位
1 *白细胞计数	65.42 ↑	4.00～10.00	10^9/L	18 红细胞体积分布宽度-SD	49.9	37.0～54.0	
2 中性粒细胞%	49.00 ↓	50.0～70.0	%	19 红细胞体积分布宽度-CV	15.0	11.0～16.0	
3 淋巴细胞%	9.80 ↓	20.00～40.00	%	20 有核红细胞绝对计数	0.23 ↑	0.00～0.02	10^9/L
4 单核细胞%	41.10 ↑	3.00～8.00	%	21 有核红细胞/白细胞	0.40	<1.00	
5 嗜酸性粒细胞%	0.00	0.00～5.00	%	22 *血小板计数	44 ↓	100～300	10^9/L
6 嗜碱性粒细胞%	0.10	0.00～1.00	%	23 血小板比容	0.05 ↓	0.06～0.28	%
7 中性粒细胞绝对数	31.95 ↑	1.50～7.00	10^9/L	24 血小板体积分布宽度	9.9	9.0～17.0	%
8 淋巴细胞绝对数	6.44 ↑	0.80～4.00	10^9/L	25 平均血小板体积	11.6	6.4～12.1	fl
9 单核细胞绝对数	26.91 ↑	0.12～0.80	10^9/L	26 大血小板比率	35.00	13.00～43.00	%
10 嗜酸性粒细胞绝对数	0.03	0.00～0.50	10^9/L	27 手工白细胞分类计数	100		个
11 嗜碱性粒细胞绝对数	0.09	0.00～0.10	10^9/L	28 分叶核	2		
12 *红细胞计数	2.93 ↓	3.50～5.50	10^12/L	29 淋巴	6		
13 *血红蛋白	93.0 ↓	110.0～150.0	g/L	30 幼稚细胞	92		
14 *红细胞比积	27.8 ↓	35.0～45.0	%	31 血小板分布	少见		
15 *平均红细胞体积	94.9	80.0～100.0	fl				
16 平均红细胞血红蛋白含量	31.7	27.3～34.4	pg				
17 平均红细胞血红蛋白浓度	335.0	320.0～360.0	g/L				

细胞分类　红细胞直方图　血小板直方图　未成熟细胞　网织红细胞　有核红细胞

▲ 图 2-127　血常规参数、直方图及散点图

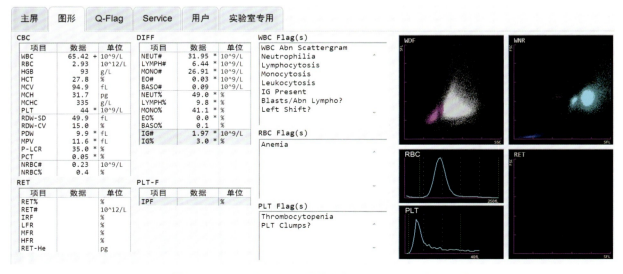

▲ 图 2-128　血细胞分析仪旗标警报参数、直方图及散点图

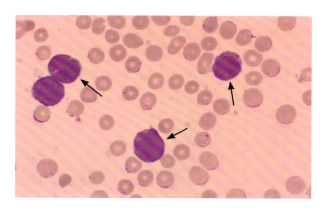

▲ 图 2–129　外周血异常早幼粒细胞

瑞特染色，10×100 倍

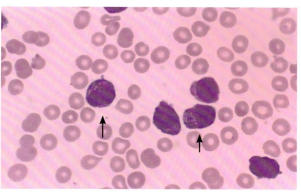

▲ 图 2–130　急性早幼粒细胞白血病外周血血象

瑞特染色，10×100 倍

患者血常规仪器结果触发复检规则：白细胞首次检测结果＞ $30.0×10^9$/L，血小板首次检测结果＜ $80×10^9$/L，仪器旗标警报和存在散点图异常，提示幼稚细胞、未成熟粒细胞、血小板减少。

【病例分析】

异常早幼粒细胞特点：形态异常，大小不一，外形常呈椭圆形或不规则。胞核略小，常偏向一侧，有的可见双核，核分叶及不规则形，核染色质疏松且有明显的核仁 1~3 个；胞质丰富，呈蓝色或灰色，含大量大小不等的嗜苯胺蓝颗粒，紫红色而密集，常常可见双层胞质（即内外浆），有的胞质含有短而粗的 Auer 小体，几条或几十条，可呈束状交叉排列，酷似柴捆，故称为柴捆细胞。总结：颗粒多、蝴蝶状核、内外浆、柴捆样 Auer 小体。去头断尾 - 原始粒细胞不多、下阶段粒细胞不多。

出凝血检查：结果见表 2–9。

3P 试验：阳性。

表 2–9　患者凝血检查报告

检验项目	结　果	提　示	参考范围	单　位
1. 凝血酶原时间（PT）	19.3	↑	11.0~15.0	s
2. 国际标准化比值（INR）	1.65		—	—
3. 凝血酶原活动度	48.0	↓	70.0~150.0	%
4. 活化部分凝血活酶时间（APTT）	40.7		28.0~42.0	s
5. 活化部分凝血活酶时间比值	1.20		—	—
6. 纤维蛋白原（FIB）	0.88	↓	2.00~4.00	g/L
7. 凝血酶时间（TT）	21.1	↑	14.0~21.0	s
8. D - 二聚体（D-DI）	＞ 20	↑	0.00~0.50	µg/ml
9. 纤维蛋白（原）降解产物	＞ 150	↑	0.00~5.00	µg/ml

治疗上，于维A酸诱导分化，羟基脲降白细胞，舒普深（头孢哌酮钠舒巴坦钠）抗感染，输注血浆、纤维蛋白原补充凝血因子，酚磺乙胺止血及水化、碱化、利尿等处理。3天后患者突发意识障碍，呼之不应，急会诊结果为意识障碍伴脑血管意外。最终患者突发心搏骤停，考虑脑出血、脑疝形成，心外按压无效，死亡。

【总结与体会】

急性早幼粒细胞白血病（acute promyelocytic leukemia，APL）除具有一般急性髓细胞性白血病（acute myelogenous leukemia，AML）的共同临床特征，即发热、贫血和出血外，APL临床表现中的出血往往是较严重出血，此为其特征性表现，出血以皮肤、黏膜为主，如牙龈肿胀渗血、口腔黏膜血疱；其次为消化道、泌尿道、呼吸道、颅内出血，如胃肠道出血、肺出血、非妇科疾病明显的阴道出血，育龄女性可能会月经过多，致命的是中枢出血。APL患者肝、脾、淋巴结多数无肿大。但是初诊时50%以上的病例无出血症状，一旦出血进展迅速，起病及诱导治疗过程中容易发生出血和栓塞而引起死亡。

关于急性白血病，目前形态分类已经不是最终诊断，如果可以简化到AML、APL、ALL等大框诊断，那么APL始终是诊断的重中之重，诊断必须快上加快，早一天诊断，早一天治疗，结局完全不一样，必须按危急值处理，及时通知临床医生。

APL的诊断能否及时准确发出，是细胞外周形态学工作者的重点，临床特征早诊断，早治疗，是本型的特征。谨记APL外周形态学四个特征，即内外浆、不规则核形、柴捆细胞、去头断尾（原始粒细胞不多、下阶段粒细胞不多），具备其中1～2个形态特征就需要考虑异常早幼粒细胞。确诊APL的金标准是 *RARa* 融合基因阳性。除个别基因类型疗效较差外，绝大多数患者可以长期存活，可以治愈。

（本病例由林秋提供）

第3章 尿液有形成分检验

一、尿液的颜色及其临床意义

尿液颜色和透明度可随机体生理和病理代谢的不同情况而发生变化,尿液颜色主要取决于尿胆色素、尿胆原、食物或药物的影响(图3-1和表3-1)。

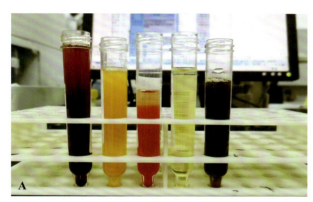 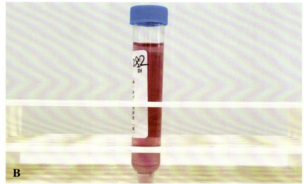

▲ 图3-1 尿液的颜色

A. 不同情况下的尿液;B. 食用红心火龙果后的尿液

表3-1 药物对尿液颜色的影响

药　物	尿液颜色
乙醇	苍白色
苯酚红	粉红色
氯唑沙宗、去铁胺、酚酞	红色、紫色
维生素 B_2、呋喃唑酮、小檗碱、牛黄、吖啶黄	黄色、深黄色
靛青红、亚甲蓝	蓝色
山梨醇铁、苯酚、利福平	棕色
左旋多巴、激肽、甲硝唑、氯喹等	暗红色、黑色
番泻叶、山道年等	橙色、橙黄色
芦荟、氨基比林、磺胺类药等	红色、红褐色

尿液的颜色主要有以下几个方面的临床意义。

（一）生理变化

健康人尿液因含有尿色素、尿胆原、尿胆素及尿卟啉等物质而多呈淡黄色。生理情况下，尿液颜色变化较大。

大量饮水、寒冷时尿量增多，尿颜色变淡；饮水少、运动、出汗后尿量少而颜色变深；食用大量胡萝卜、木瓜、橙汁、红色火龙果等可使尿液呈深黄色、红色。女性月经血的污染也可使尿液呈红色。治疗药物对尿液颜色也有一定的影响。

（二）病理变化

1. 血尿

血尿指尿内含有一定量的红细胞。含血量超过 1ml/L 尿即可出现淡红色，称为肉眼血尿。因出血量不同，可呈淡红色云雾状、洗肉水样或鲜血样浑浊，甚至混有凝血块。若尿液外观变化不明显，但离心尿镜检时，每高倍视野见 3 个以上红细胞，称为镜下血尿。血尿一般见于三种情况：①泌尿生殖系统疾病，如感染、结核、结石、肿瘤、外伤、多囊肾、严重肾小球疾病；②血液病，如血友病、过敏性紫癜和特发性血小板减少性紫癜；③其他，如系统性红斑狼疮、流行性出血热，某些健康人剧烈运动后一过性血尿等。临床可通过简单的"尿三杯试验"鉴别血尿来源，尿道出血时，血尿以第一杯为主，膀胱出血时血尿以第三杯为主，肾脏或输尿管出血时 3 杯均有血尿。

2. 血红蛋白尿和肌红蛋白尿

由于血中血红蛋白或肌红蛋白这类低分子量蛋白质增多，经肾小球滤出，超过肾小管重吸收能力而出现于尿中，使尿液呈浓茶色、棕红色或酱油色，隐血试验阳性，称为血红蛋白尿或肌红蛋白尿。通过相应的单克隆抗体检测尿中的血红蛋白或肌红蛋白，可将两者区别。血红蛋白尿见于血管内溶血，如溶血性贫血、血型不合的输血反应、蚕豆病和阵发性睡眠性血红蛋白尿等。肌红蛋白尿是由于大量肌肉组织破坏所致，常见于急性心肌梗死、横纹肌溶解症、创伤和剧烈运动等。

应注意血红蛋白尿、肌红蛋白尿与血尿的区别。血红蛋白尿或肌红蛋白尿离心后上清液仍为红色，隐血试验阳性，显微镜下几乎见不到红细胞；血尿离心后上清液透明，显微镜下观察沉淀物可见到大量红细胞。

3. 胆红素尿

尿中含有大量的结合胆红素，尿液呈深黄色，振荡后泡沫亦呈黄色。若标本在空气中久置，可因胆红素被氧化为胆绿素而使尿液外观呈棕绿色。胆红素尿多见于阻塞性黄疸和肝细胞黄疸，如急性黄疸性肝炎、胆石症和胰头癌等。

4. 乳糜尿和脂肪尿

乳糜尿是由于淋巴回流受阻，使肠道吸收的乳糜液不能沿正常淋巴管引流至血液，而逆流至泌尿系统淋巴管致使其压力不断增高而破裂后溢入尿中所致。其外观呈不同程度的乳白牛奶状。乳糜尿内含脂肪微粒、卵磷脂、胆固醇及少量纤维蛋白原和清蛋白等。如含有较多血液时，称为乳糜血尿。乳糜尿多见于丝虫病，也可由结核、肿瘤、腹部创伤或手术引起。脂肪尿是尿中混有脂肪滴，见于脂肪组织挤压伤、骨折等和肾病综合征等。乳糜尿和脂肪尿经乙醚提取后苏丹Ⅲ染色，显微镜下可见橘红色脂肪小滴。

5. 脓尿和菌尿

尿液中含有大量脓细胞、炎性渗出物或细菌时，新鲜尿可呈不同程度的浑浊，并且加热、加酸浑浊均不消失，显微镜下可见大量脓细胞或细菌。脓尿常呈黄白色浑浊，有时含脓丝状悬浮物；菌尿常呈云雾状浑浊。两者均见于泌尿系统感染，如急性肾盂肾炎、膀胱炎和尿道炎等。

6. 结晶尿

尿液含高浓度盐类结晶，新鲜尿即可呈白色或淡粉红色浑浊。可通过加热、加酸鉴别结晶种类。尿酸盐加热后浑浊消失，而磷酸盐、碳酸盐尿浑浊增加，加乙酸后变清，碳酸盐尿加酸还产生气泡。也可通过显微镜检查，确定结晶的种类。如受检者长期排出结晶尿，易导致泌尿系统结石，应提示临床进行干预。

二、透明度

尿液透明度主要由尿液中所含各种有形成分的种类和数量决定，尿液颜色和透明度常可为有关疾病的诊断提供依据（表 3-2）。透明度一般以浑浊度表示，可分为清晰透明、轻微浑浊、浑浊、明显浑浊四个等级（图 3-2）。尿液浑浊度与盐类结晶、酸碱度和温度有关，也与有形成分的种类和数量有关。

正常人尿液呈淡黄色或黄色、清晰透明。

表 3-2　尿液浑浊的原因及其特点

浑　浊	原　因	特　点
灰白色云雾状	盐类结晶（磷酸盐、尿酸盐、碳酸盐结晶）	加酸或加热、加碱，浑浊消失
红色云雾状	红细胞	加乙酸溶解
黄色云雾状	白细胞、脓细胞、细菌、黏液、前列腺液	加乙酸不溶解
膜状	蛋白质、红细胞、上皮细胞	有膜状物出现
白色絮状	脓液、坏死组织、黏液丝等	放置后有沉淀物
乳白色浑浊或凝块	乳糜	外观具有光泽感，乳糜试验阳性

三、制备尿液沉渣

（一）制备尿液沉渣

1. 器材

(1) 离心管：用于尿液沉渣检验的离心管应清洁、透明、带刻度，刻度上应至少标明10ml、1ml、0.2ml，容积应大于12ml，试管底部呈锥形或缩窄形。试管口尽可能具有密封装置。最好使用一次性玻璃离心管或不易破碎的塑料试管（图3-3）。

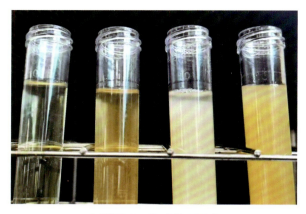

▲ 图3-2 尿液的透明度

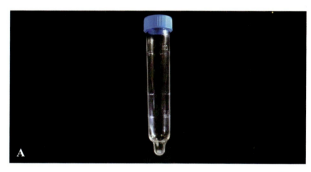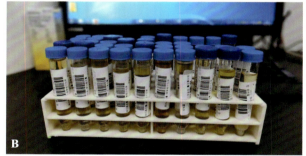

▲ 图3-3 离心管

(2) 离心机：采用水平式离心机。离心机工作时，应盖上盖，以保证安全（图3-4）。机内温度应尽可能小于25℃。如相对离心力（RCF）为400g，离心5min。离心机转速与相对离心力的换算公式如下。

$$RCF（g）= 11.18 \times （X_{rpm}/1000）^2 \times r$$

或

$$X_{rpm} = 1000 \times [RCF/（11.18 \times r）]^{1/2}$$

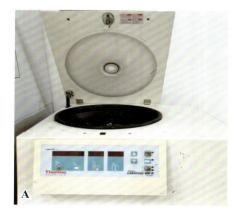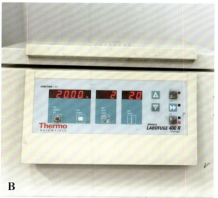

▲ 图3-4 离心机

其中，X_{rpm}为每分钟转数；r为离心半径，指从离心机轴中央到离心管底部的距离；RCF为相对离心力，单位为g。例如，水平离心机离心半径为20cm时，采用每分钟1338转（或每分钟1350转）；水平离心机离心半径为10cm时，采用每分钟1892转（或每分钟1900转）。

2. 操作

中国卫生行业标准推荐的尿沉渣检查标准要求为，取尿液10ml离心，采用水平式离心机，有效离心半径15cm×1500r/min，相对离心力（RCF）为400g，离心5min。手持离心管45°～90°弃除上层尿，保留0.2ml沉渣，混匀后取1滴（50μl）置载玻片上，盖上盖玻片，镜检。

（二）显微镜检查

常规尿沉渣显微镜检查可使用普通光学显微镜。

观察尿红细胞的畸形率，宜使用相差显微镜。荷兰科学家Zernike于1935年发明的相差显微镜，用于观察未染色标本。活细胞和未染色的生物标本，因细胞各部细微结构的折射率和厚度的不同，光波通过时，波长和振幅并不发生变化，仅相位发生变化（x相位差），这种相位差人眼无法观察。相差显微镜通过改变相位差，利用光的衍射和干涉现象，把相差变为振幅差来观察活细胞和未染色的标本（图3-5）。

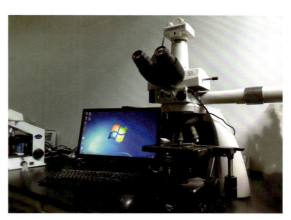

▲ 图3-5　显微镜摄像系统与相差显微镜

四、尿液细胞

（一）红细胞

1. 正常红细胞

正常红细胞大小约7μm，折光性弱，双凹圆盘，浅黄色（图3-6）。正常人尿中可出现红细胞，显微镜下0～2/HP。低渗尿中红细胞胀大，可脱血红蛋白，成淡影细胞。尿中红细胞形态与疾病有关，还与尿渗透压、尿pH有关，在碱性尿中红细胞可变形，呈现边缘不规则。

2. 皱缩红细胞

尿液红细胞形态变化受渗透压、pH及体外

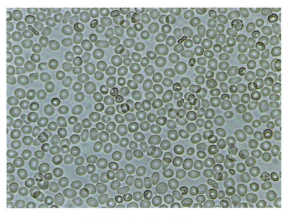

▲ 图3-6　正常红细胞

放置的时间长短的影响，在高渗尿液中，红细胞皱缩，体积变小，呈锯齿形，星芒或桑葚状（图 3-7）。

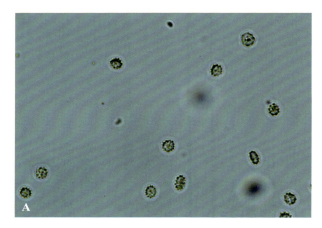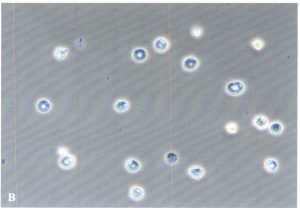

▲ 图 3-7 皱缩红细胞（A）与皱缩红细胞相位（B）

3. 芽胞状红细胞

芽胞状红细胞是肾性血尿的典型表现，细胞大小不等，胞膜破裂，结构改变，形成面包圈、口形、花环形等，在胞膜内或外附有 1 个至多个芽胞状突起，当血红蛋白丢失后可仅见淡环影（图 3-8）。芽胞状红细胞 > 5%，被公认是一种特异性和敏感性均较高的肾性血尿鉴别诊断指标。

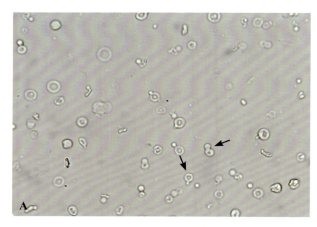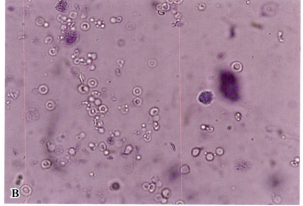

▲ 图 3-8 芽胞状红细胞（A）及其 S-M 染色（B）

4. 红细胞血影

红细胞在低渗溶液中，膨胀、破裂，从而释放出血红蛋白。红细胞质膜具有很强的变形性、柔韧性和可塑性，当红细胞的内容物渗漏之后、质膜可以重新封闭起来称为红细胞血影（图 3-9）。

5. 缗钱状红细胞

当血浆中的某些蛋白，尤其是纤维蛋白原和球蛋白增高时，可使红细胞表面电荷发生改变，使其互相联结成缗钱状，故而得名（图 3-10）。检出常见于多发性骨髓瘤、γ- 球蛋白增多症、高纤维蛋白原血症等患者的尿液中。

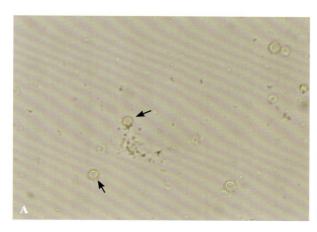 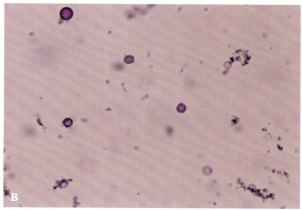

▲ 图 3-9 红细胞血影（A）及其 S-M 染色（B）

（二）白细胞

1. 正常白细胞

正常人尿液中，可有少量白细胞，一般离心尿白细胞为每个高倍视野 1~2 个（图 3-11）。如每个高倍镜视野超过 5 个白细胞，则称为镜下脓尿。大多数是由泌尿系统感染性疾病引起。镜下脓尿提示尿道有化脓性炎症，如肾盂肾炎、膀胱或尿道炎、肾结核等；肾小球肾炎时，尿内白细

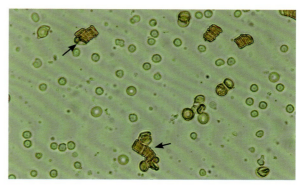

▲ 图 3-10 尿缗钱状红细胞

胞也可轻度增多。如在尿频、尿急、尿痛三个症状中任意出现两个症状时，临床可诊断为泌尿系统感染，中段尿白细胞阳性诊断更为可靠，临床上结合中段尿细菌学培养和药敏试验，给予抗感染治疗。

2. 闪光细胞

在急性肾盂肾炎中，可见到中性粒细胞胞质内颗粒呈布朗分子运动，具有光折射性发光现象，其运动似星状闪光的一种细胞。

闪光细胞的胞体呈圆形，较正常白细胞稍大；胞核形态不规则，核染色较为粗糙，染淡蓝和深蓝色，胞质受色极浅，甚至呈苍白色，被颗粒覆盖，胞质内有时出现空泡，胞质内充满折光性较强的颗粒（图 3-12）。这是因为这种脂肪变性的白细胞膜的半透性正常，染料不易渗入，所以脂肪变性颗粒在染液中不着色而闪闪发光。

闪光细胞是一种变性白细胞，可见于任何急性、慢性、原发性和继发性肾脏炎症患者的尿液中，更易在肾盂肾炎的活动期或慢性肾盂肾炎的急性发作期出现，为肾脏感染的特殊现象。

（三）上皮细胞

1. 鳞状上皮细胞

正常尿中可见少量鳞状上皮细胞，细胞形态不规则，大而扁平，胞质宽阔呈多角形，含有小而

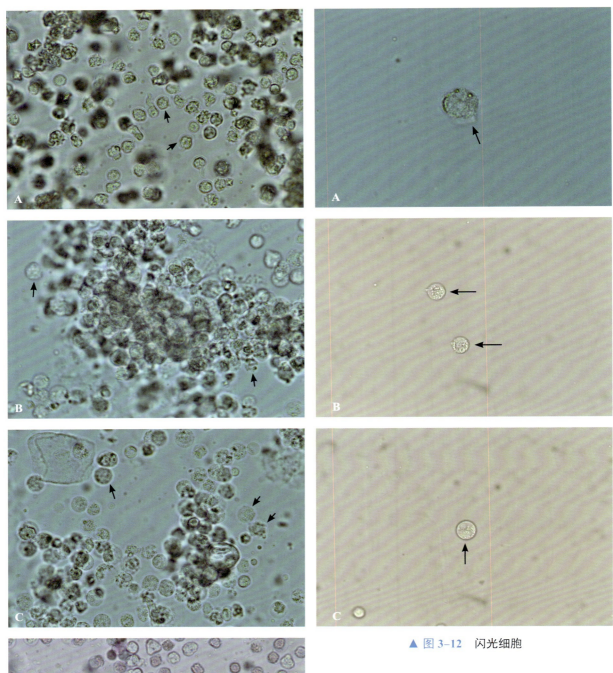

▲ 图 3–12 闪光细胞

▲ 图 3–11 白细胞（**A** 至 **C**）及其 **S-M** 染色（**D**）

明显的圆形或椭圆形的核（图 3–13）。其来自于膀胱、尿道或阴道的黏膜表面，女性尿液中可成片出现，少量无临床意义；伴有大量白细胞时，应怀疑泌尿生殖系统炎症，如膀胱炎、尿道炎等；肾盂肾炎时也增多，肾盂、输尿管结石时也可见。

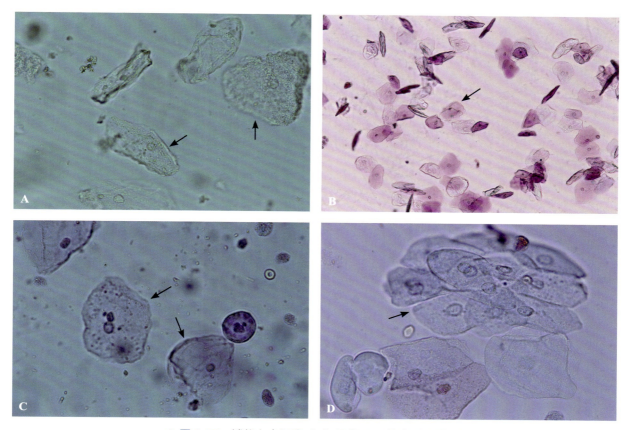

▲ 图 3-13　鳞状上皮细胞（A）及其 S-M 染色（B 至 D）

2. 表层移行上皮细胞

表层移行上皮细胞俗称大圆上皮细胞，胞体较大。如果在器官充盈时脱落则胞体较大，为白细胞的 4～5 倍，多呈不规则圆形；核较小，常居中。如在器官收缩时脱落则胞体较小，为白细胞的 2～3 倍，形态较圆（图 3-14）。

3. 中层移行上皮细胞

中层移行上皮细胞，体积大小不一，常呈梨形、纺锤形或带尾形（图 3-15）。核较大，呈圆形或椭圆形。这种细胞多来自肾盂，故又称为肾盂上皮细胞。有时亦可来自输尿管及膀胱颈部。

4. 底层移行上皮细胞

底层移行上皮细胞俗称小圆上皮细胞，形态较圆（图 3-16）。小圆上皮细胞一般是以形态和大小命名的，包括基底层移行上皮细胞和肾小管上皮细胞。来自肾小管，也可来自尿路任何部位的黏膜深层，故尿中出现该细胞时较难判定病变部位。若于管型内见到此种细胞，则是诊断肾小管病变的有力依据。肾移植后排斥反应，尿中也可出现成片的小圆上皮细胞。

5. 多核移行上皮细胞

尿路中移行上皮细胞的一种，来自肾盂、输尿管、膀胱和尿道等。体积大小不一，胞膜光滑，椭圆形或多边形，细胞质呈颗粒状。细胞为双核或多核，核呈圆形或卵圆形（图 3-17）。

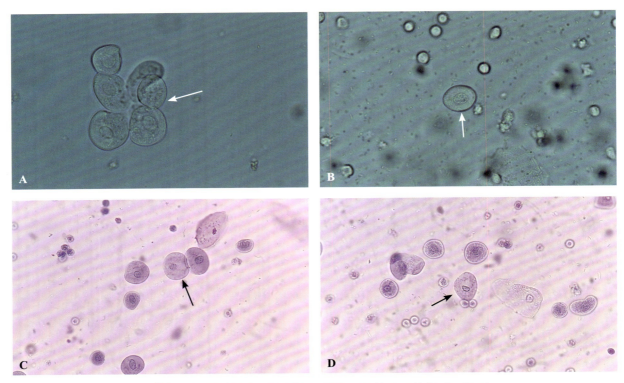

▲ 图 3-14　表层移行上皮细胞（**A** 和 **B**）及其 **S-M** 染色（**C** 和 **D**）

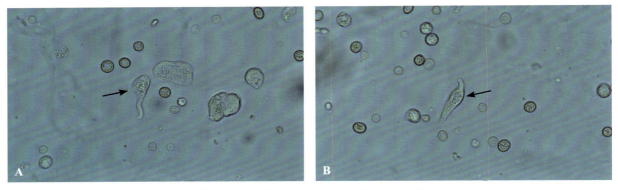

▲ 图 3-15　中层移行上皮细胞（尾形上皮细胞）

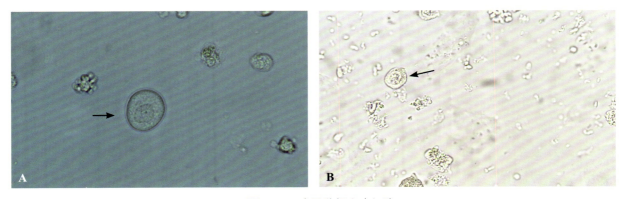

▲ 图 3-16　底层移行上皮细胞

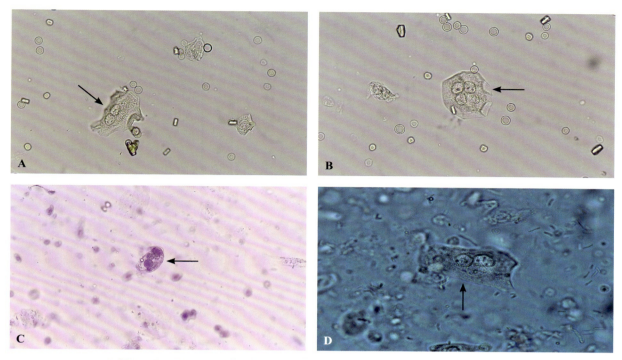

▲ 图 3-17　多核上皮细胞（A 和 B）及其 S-M 染色（C）与双核上皮细胞（D）

6. 肾小管上皮细胞

来自肾小管，比中性粒细胞大 1.5～2 倍，含一个较大的圆形胞核，核膜很厚，因此细胞核突出易见，在尿中易变性呈不规则的钝角状，常为多边形（图 3-18）。胞质中有小空泡、颗粒或脂肪小滴，这种细胞在正常人尿中极为少见，在急性肾小管肾炎时可见到，急性肾小管坏死的多尿期可大量出现。肾移植后如出现排斥反应亦可见脱落成片的肾小管上皮细胞。

7. 复粒细胞

在慢性肾炎、肾梗死、充血性梗阻及血红蛋白沉着时，常可见到肾小管上皮细胞发生脂肪变性，胞质内充满脂肪颗粒，可有小空泡、分布不规则，有时可见数量不等的含铁血黄素颗粒或脂肪小滴，甚至将胞核遮盖，称为复粒细胞（图 3-19）。普鲁士蓝染色阳性，为含铁血黄素颗粒；苏丹 Ⅲ 染色阳性，则为脂肪颗粒。

8. 尿含铁血黄素颗粒

当血红蛋白通过肾滤过时，部分铁离子以含铁血黄素的形式沉积于上皮细胞，并随尿液排出。含铁血黄素颗粒是不稳定的铁蛋白聚合体，其高价铁离子与亚铁氰化钾作用，在酸性环境下产生普鲁士蓝色的亚铁氰化铁沉淀。尿沉渣肾小管细胞内外可见直径 1～3μm 的蓝色颗粒，即 Rouse 试验（尿含铁血黄素试验）阳性（图 3-20），提示慢性血管内溶血，尿中有铁排出。

（四）吞噬细胞

吞噬细胞分两类：①来自中性粒细胞的小吞噬细胞，体积为白细胞的 2～3 倍，主要吞噬细菌

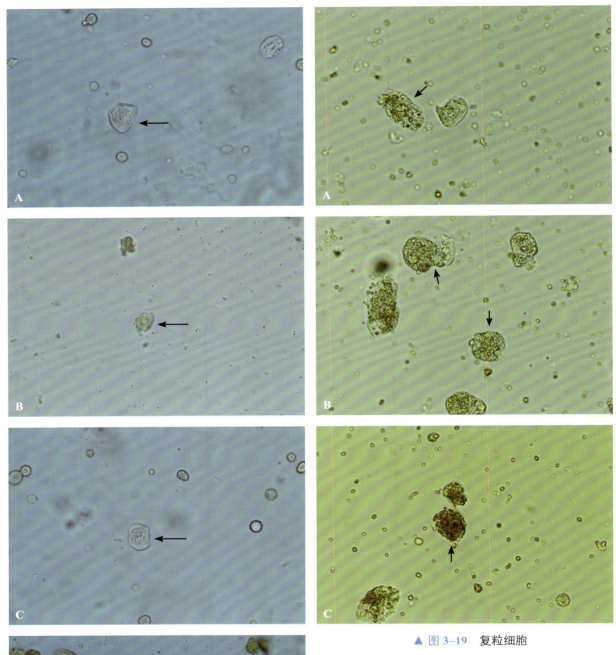

▲ 图 3-19　复粒细胞

▲ 图 3-18　肾小管上皮细胞

等微小物体；②来自组织细胞的大吞噬细胞，边缘多不整齐，呈圆形或椭圆形，胞质丰富，常有空泡，体积为白细胞的 3～6 倍（图 3-21）。

在新鲜尿液中可见阿米巴样伪足活动，核呈肾形或类圆形，结构细致，稍偏位。胞质内可见较多的吞噬物，有红细胞、白细胞、脂肪滴、精子、颗粒状物体，甚至其他小型吞噬细

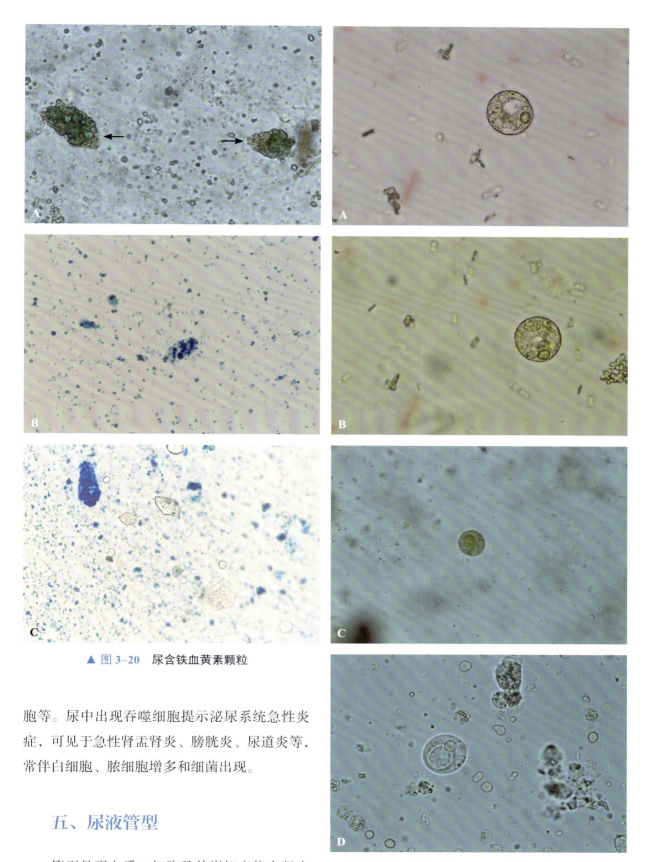

▲ 图 3-20　尿含铁血黄素颗粒

胞等。尿中出现吞噬细胞提示泌尿系统急性炎症，可见于急性肾盂肾炎、膀胱炎、尿道炎等，常伴白细胞、脓细胞增多和细菌出现。

五、尿液管型

管型是蛋白质、细胞及其崩解产物在肾小

▲ 图 3-21　吞噬细胞（A 至 E）及大吞噬细胞（F）

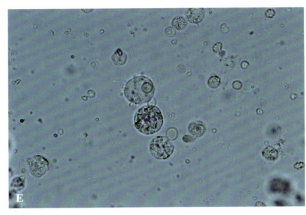
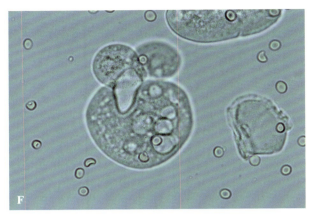

▲ 图 3-21（续） 吞噬细胞（A 至 E）及大吞噬细胞（F）

管、集合管内凝固而成的圆柱体。一般认为管型形成应具备三个条件：①原尿中有白蛋白、Tamm-Horsfall 蛋白（T-H 蛋白），这是构成管型的基质和首要条件；②肾小管应具有浓缩和酸化尿液的能力；③肾脏具有可供交替使用的肾单位。

管型可分为三种：①非病理性管型，通常指透明管型；②病理性管型，包括颗粒管型、细胞管型、蜡样管型、脂肪管型与肾衰竭管型、宽大管型与结晶管型等；③类管型，如黏液丝、假管型与类圆柱体等。

（一）透明管型

透明管型又称玻璃管型，是由肾小管上皮细胞分泌的 Tamm-Horsfall 蛋白凝固而形成的，尚有少量白蛋白和氯化物参与，为无色透明、内部结构均匀的圆柱状体，两端钝圆，偶尔含有少量颗粒。透明管型呈清晰透明圆柱状，折光指数低；显微镜检查时，或者尿液标本久置后，易于漏检。

正常人在脱水或剧烈运动后，尿中可出现透明管型（图 3-22）。尿流量低、尿液浓缩或酸性环境均可促进透明管型的形成。在运动、发热、麻醉和应用利尿药时可一过性增高。在肾病综合征、慢性肾炎、高血压和心力衰竭患者尿中也可见。

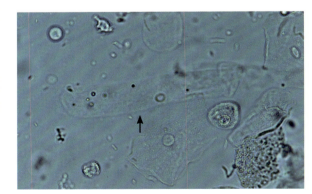

▲ 图3-22 透明管型

（二）颗粒管型

颗粒管型是肾实质病变崩解的细胞碎片、血浆蛋白及其他有形物凝聚于 T-H 蛋白上形成的，颗粒总量超过管型的 1/3，可分化为细颗粒管型和粗颗粒管型。

1. 细颗粒管型

在蛋白基质内含有较多的细小而稀疏颗粒（图 3-23），见于慢性肾炎或急性肾小球肾炎后期。健康人一般无颗粒管型，脱水或剧烈运动偶尔可出现细颗粒管型，增多通常是肾实质受到损害。

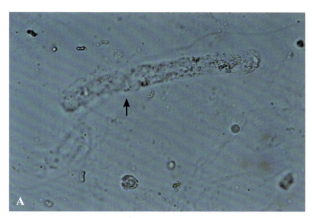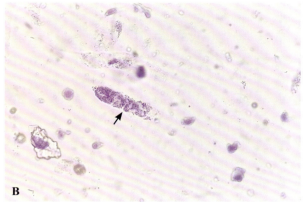

▲ 图 3-23　细颗粒管型（A）及其 S-M 染色（B）

2. 粗颗粒管型

在蛋白基质内含有较多粗大而致密的颗粒，外形较宽易断裂，可吸收色素而呈黄褐色（图 3-24）。此管型见于慢性肾炎、肾盂肾炎或某些中毒（如药物毒性等）原因引起的肾小管损伤。

（三）细胞管型

1. 白细胞管型

管型内含有白细胞，由退化变性坏死的白细胞聚集而成，可单独存在，或与上皮细胞、红细胞并存（图 3-25）。此种管型表示肾实质有细菌感染性病变，常见于急性肾盂肾炎、间质性肾炎、肾病综合征和红斑狼疮肾炎患者尿中。

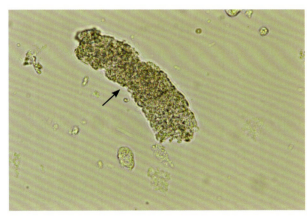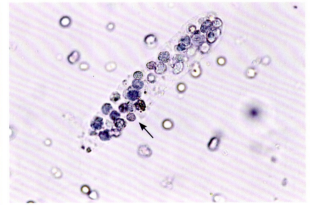

▲ 图 3-24　粗颗粒管型　　　　　　　　　▲ 图 3-25　白细胞管型（S-M 染色）

2. 红细胞管型与血液管型

红细胞管型指管型内含有多个红细胞（图 3-26A）。当红细胞裂解成红棕色颗粒后，则称为血液管型（图 3-26B）。红细胞管型与血液管型均提示肾内出血，可见于急、慢性肾小球肾炎、急性肾小管坏死、肾梗死、肾移植排斥反应等。

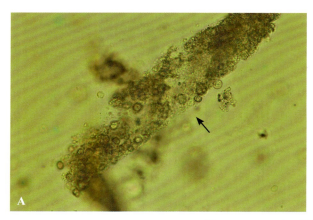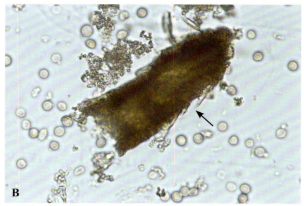

▲ 图 3-26　红细胞管型（A）与血液管型（B）

3. 肾小管上皮细胞管型

肾小管上皮细胞管型（图 3-27）可分为两大类：一类是由脱落的肾小管上皮细胞与 T-H 蛋白组成，成片上皮细胞与基底膜分离，脱落的肾小管上皮细胞粘在一起；另一类为急性肾小管坏死时，胞体较大，形态多变，典型的上皮细胞呈瓦片状排列，充满管型，细胞大小不等，核形模糊，有时呈浅黄色。肾小管上皮细胞管型很难与白细胞管型区分，肾小管上皮细胞比白细胞略大，可呈多边形，含有一个较大的细胞核，可用加酸法呈现细胞核。此管型可通过酯酶染色（呈阳性）、过氧化物酶染色（呈阴性）加以鉴别。

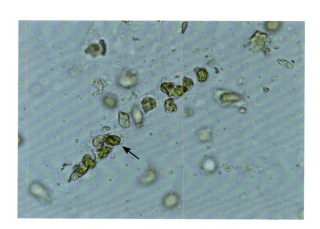

▲ 图 3-27　肾小管上皮细胞管型

4. 变性肾小管上皮细胞管型

管型内含有多个肾小管上皮细胞，胞体较大，有的互相重叠、融合，边界不清，基质膜不整齐（图 3-28）。镜下隐约可见折光性透亮的变性脂肪颗粒，为脂肪变性肾小管上皮细胞管型；普鲁士蓝染色阳性，为含铁血黄素颗粒变性肾小管上皮细胞管型。

（四）蜡样管型

蜡样管型

蜡样管型是由颗粒管型、细胞管型在肾小管中长期停留变性形成的，或直接由淀粉样变性上皮细胞溶解后形成的，或是由透明管型在肾小管内停留较长时间演变而成的。其形态特征为，质地厚、有切迹或扭曲、易折断或有泡沫感，呈折光性强的浅灰色或浅黄色蜡烛状（图 3-29），提示有严重的肾小管变性坏死，预后不良。

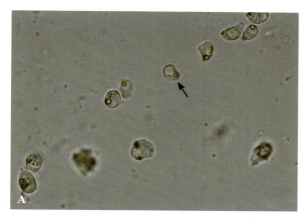

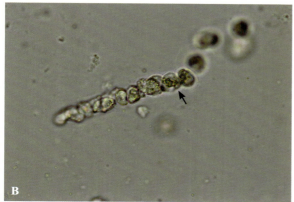

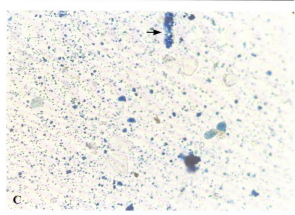

▲ 图 3-28　变性肾小管上皮细胞管型

A 和 B. 脂肪变性肾小管上皮细胞管型；C. 含铁血黄素颗粒变性肾小管上皮细胞管型（10×10 倍）

（五）其他管型

1. 宽幅管型

宽幅管型又称肾衰竭管型，来自破损扩张的肾小管、集合管或乳头管，多数由颗粒管型和蜡样管型演变而来，宽度可达 50μm 以上，

形态不规则，易折断（图 3-30）。此管型提示肾脏病变严重，预后不良。急性肾衰竭多尿早期患者尿液中可出现大量宽幅管型，随着肾功能改善而逐渐减少、消失。

2. 黄染管型

管型中充满的各种细胞或颗粒，被染为黄色或棕黄色，通常称为黄染管型（图 3-31），但一般仍按照原有包容物的情况命名，无特殊临床意义。此管型多见于黄疸患者的高胆红素尿液中。

3. 蛋白管型

蛋白管型来自血浆蛋白的凝集或颗粒管型中的一些颗粒（图 3-32）。研究证明，这些血浆蛋白包括白蛋白、IgG、IgA、IgM、C3、纤维蛋白原、结合珠蛋白和转铁蛋白等。

4. 结晶管型

结晶管型也称盐类管型，因管型基质中含有尿酸盐、草酸盐、磷酸盐、药物等化学结晶体而得名（图 3-33）。此类管型的形成与尿液的 pH、温度、结晶饱和度、胶状物质的浓度等因素有关。

5. 假管型或类管型

假管型或类管型外形呈长条形，折光性较强，无特征性内含物（图 3-34）。有时与管型相似，但无管型的基质，或一端尖细，有时有扭曲或弯曲等。

六、尿液结晶

尿液中是否析出结晶，取决于物质在尿液中的溶解度、pH 及温度等因素。通常分为生理性结晶、病理性结晶和药物结晶，生理性结晶多来自食物及机体的正常代谢，当其大量持续出现在新鲜尿液中时，可提示与泌尿系统结石

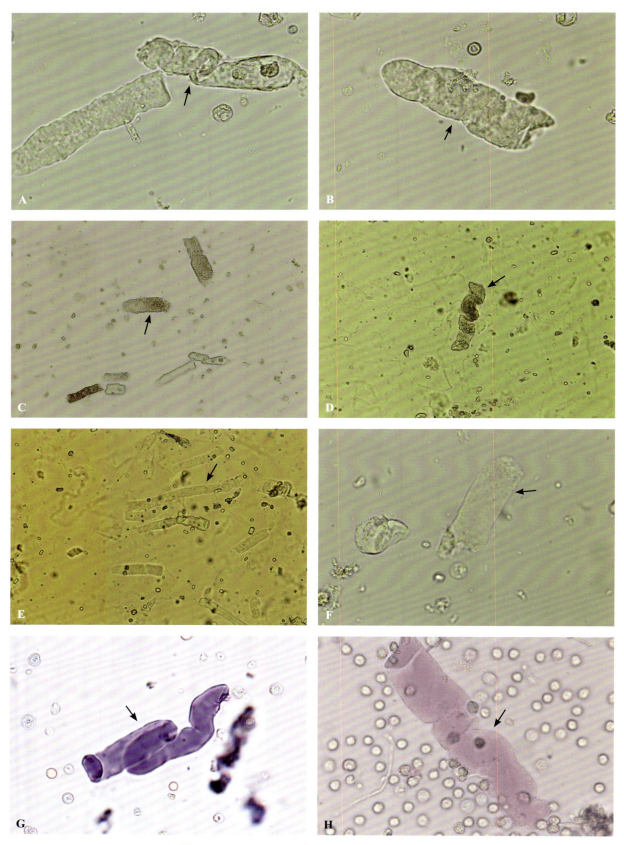

▲ 图 3-29　蜡样管型（A 至 F）及其 S-M 染色（G、H）

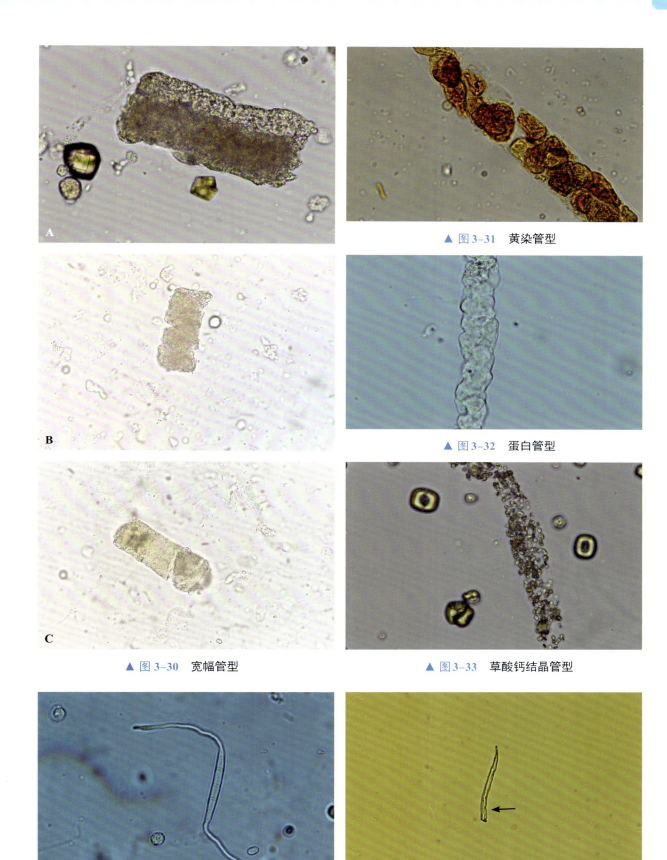

▲ 图3-31　黄染管型

▲ 图3-32　蛋白管型

▲ 图3-30　宽幅管型

▲ 图3-33　草酸钙结晶管型

▲ 图3-34　假管型

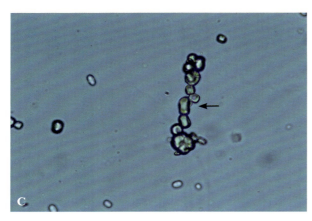
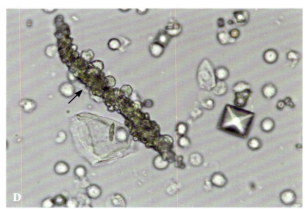

▲ 图 3–34（续） 假管型

相关。病理性结晶与疾病发生有关。

生理性结晶包括草酸、磷酸、尿酸等与钙、镁、铵等离子结合形成各种无机盐及有机盐类结晶。

病理性结晶包括胆红素结晶、胆固醇结晶、胱氨酸结晶、亮氨酸结晶、酪氨酸结晶、含铁血黄素颗粒等。

药物结晶包括磺胺类、解热镇痛类药物结晶，以及对比剂类等结晶。

（一）草酸钙结晶

1. 八面体草酸钙结晶与单结晶水草酸钙结晶

八面体草酸钙结晶为无色方形闪烁发光的八面体或有两条对角线相互交叉的信封样是最常见的草酸钙结晶（图 3–35），显微镜检查时应与红细胞区别。其溶于盐酸但不溶于乙酸，属正常代谢产物，也是泌尿系统结石的主要因素之一，可分为单结晶水草酸钙结晶（图 3–36）与双结晶水草酸钙结晶两类。

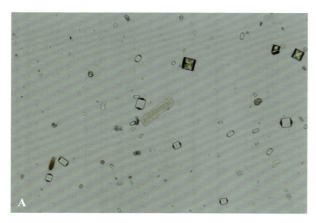
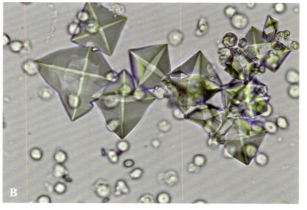

▲ 图 3–35 八面体草酸钙结晶（A. 10×10 倍，未染色；B. 10×40 倍，未染色）

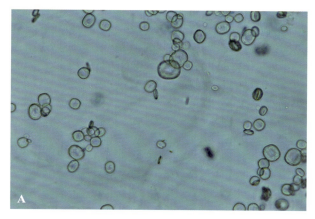
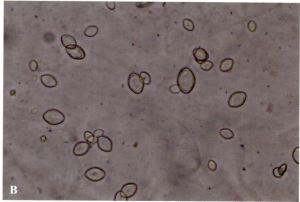

▲ 图 3-36　单结晶水草酸钙结晶

2. 花瓣状草酸钙结晶

花瓣状草酸钙结晶多呈菱形（图 3-37），也可见哑铃形（图 3-38）或饼形，花瓣状结晶呈棕色或褐色，溶于盐酸，但不溶于乙酸与氢氧化钠。新鲜尿液有大量的草酸钙结晶并伴有红细胞，同时又有肾或膀胱刺激症状时，多提示肾或膀胱结石可能。

3. 跑道形草酸钙结晶

跑道形草酸钙结晶呈椭圆形或两端半圆形，两边平行的"跑道样"薄片状结晶体，中心可

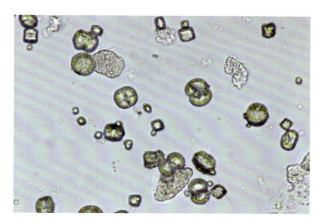

▲ 图 3-37　花瓣状草酸钙结晶

见片状结构单独出现或重叠，较少见。折光性较强，为一水草酸钙结晶（图 3-39）。鉴别方法可加入乙酸、氢氧化钾溶液，结晶不溶解，加入稀盐酸结晶溶解，加热不溶解。

4. 鬼脸结晶与草酸钙结晶聚集

鬼脸结晶（图 3-40）也是草酸钙结晶的一种，临床意义同上草酸钙结晶。草酸钙结晶聚集（图

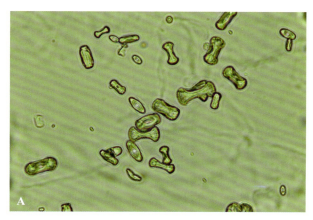
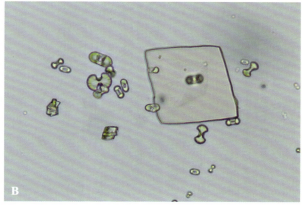

▲ 图 3-38　哑铃形草酸钙结晶

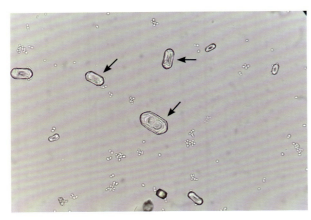

▲ 图 3-39　跑道形草酸钙结晶

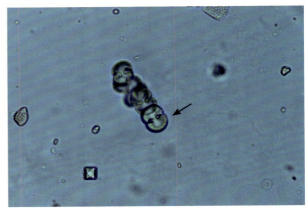

▲ 图 3-40　鬼脸结晶

3-41），若伴出现大量红细胞，注意尿路结石可能。

（二）尿酸及尿酸盐结晶

1. 非结晶形尿酸盐结晶

非结晶形尿酸盐结晶主要是尿酸钠、尿酸钾和尿酸钙的混合物，外观呈黄色非结晶形状颗粒沉淀物（图 3-42），在淡色尿中无色，在低温、浓缩尿或酸性较强的尿液中容易析出沉淀，一般无临床意义。

2. 尿酸结晶

尿酸结晶呈黄色、暗棕色。尿酸结晶形态多样，常见有菱形、三菱形、长方形、斜方形、六边形、哑铃形、蔷薇花瓣形、腰鼓形、蝶形、柠檬形及不规则形等，且大小不等，常成堆存在（图 3-43）。尿酸结晶溶解于氢氧化钠溶液，而不溶于乙酸或盐酸，加氨水溶解又形成尿酸铵结晶。尿酸为机体嘌呤代谢的终末产物，常以尿酸或尿酸铵、尿酸钙、尿酸钠的盐类形式随尿排出体外。

食用较多高嘌呤食物可使尿中尿酸增加，在急性痛风、小儿急性发热、慢性间质性肾炎、白血病时，可排大量尿酸盐。在肾小管对尿酸的重吸收发生障碍时，也可见高尿酸盐尿。

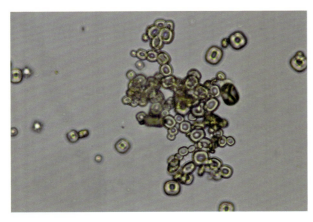

▲ 图 3-41　草酸钙结晶聚集

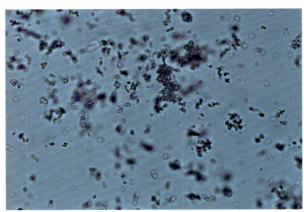

▲ 图 3-42　非结晶形尿酸盐结晶

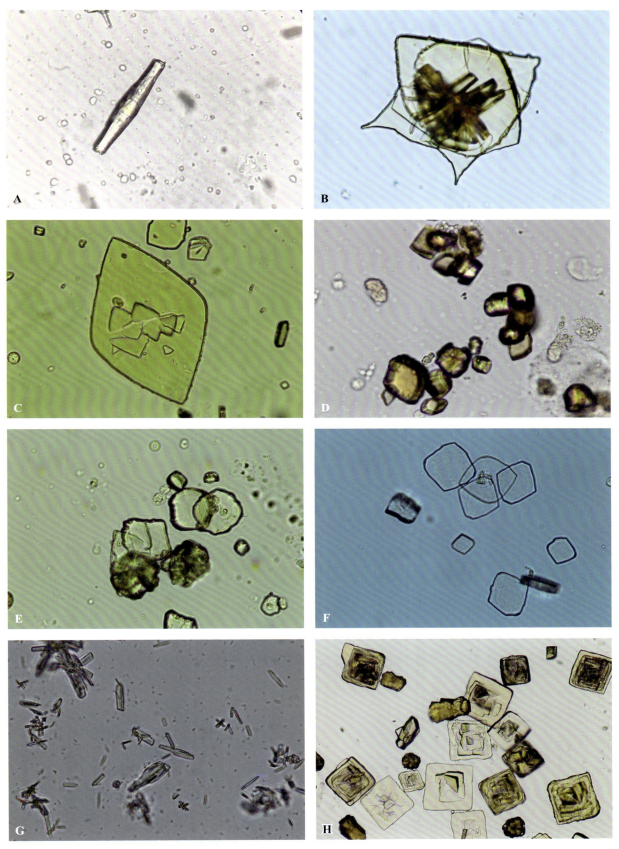

▲ 图 3-43　尿酸结晶

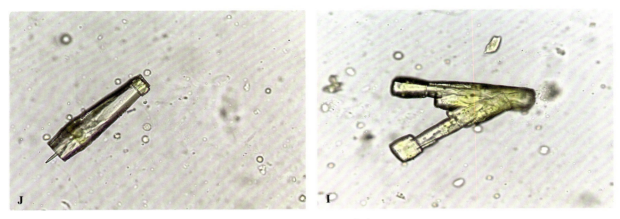

▲ 图 3-43（续） 尿酸结晶

3. 尿酸钠结晶

尿酸钠结晶为酸性盐类结晶，在强酸性尿液中易见，加热至 60℃ 可溶解，加入盐酸后可转变为尿酸结晶。镜下具有金属光泽，为无色或黄色，呈细针状或细棱柱状。两端呈针状或者平整，成束或交叉出现，单独出现的呈针状，大小不等，长短不一（图 3-44）。当尿液浓缩或气温下降时，可在正常人尿中检出。部分痛风患者尿液中可检出。

4. 尿酸铵结晶

尿酸与游离铵结合的产物。尿酸铵结晶在新鲜酸性尿中很少出现，是碱性尿液中唯一出现的尿酸盐结晶。多为黄褐色不透明样晶体，形态特征是树根状、海星状、棘球状，也可见哑铃样等形态（图 3-45）。

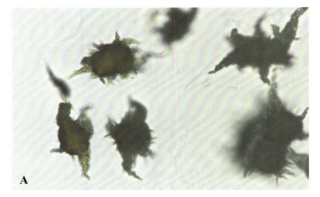

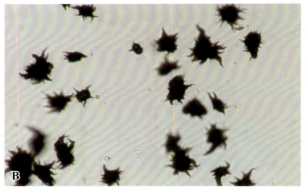

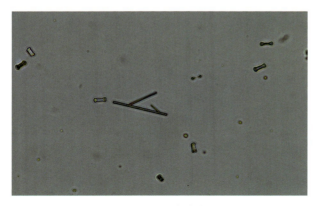

▲ 图 3-44 尿酸钠结晶

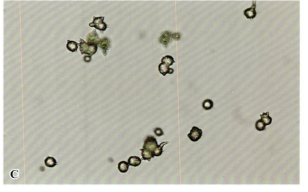

▲ 图 3-45 尿酸铵结晶

鉴别方法：加热 60℃ 可溶解，加乙酸或氢氧化钠均可溶解。如果加入浓盐酸，可转化为尿酸结晶。

如在新鲜尿液中见到大量尿酸铵结晶，提示膀胱可能有细菌性感染，建议中段尿细菌培养。尿酸铵结晶常在陈旧尿液中发现，一般无临床意义。

（三）磷酸盐类结晶

磷酸盐类结晶，包括非晶形磷酸盐结晶、磷酸铵镁结晶、磷酸钙结晶等，常见于碱性或中性尿液。

1. 非晶形磷酸盐结晶

非晶形磷酸盐结晶为白色颗粒状（图3-46），属于正常代谢产物，无临床意义。

2. 磷酸钙结晶与磷酸二钙结晶

磷酸钙结晶（图3-47）与磷酸二钙结晶（图3-48）常见于弱酸、中性或弱碱性尿液标本中，镜子下通常为无色、淡黄色和灰色等，可呈短

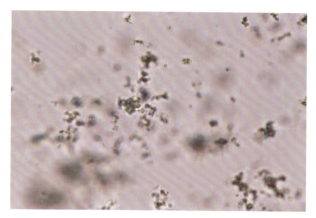

▲ 图 3-46　非晶形磷酸盐结晶

棒状、柱状、片状（图3-49），两端平或尖，单独出现或呈聚集交叉成束，有时呈星状辐射或菊花状排列。

鉴别方法：溶于乙酸和盐酸，不溶于氢氧化钾和氯仿，加热至 60℃ 不溶解。

长期尿中出现大量磷酸钙结晶，提示骨质脱钙。

3. 磷酸铵镁结晶（三联磷酸盐结晶）

磷酸铵镁结晶为复盐结晶，呈无色方柱形、羽毛状、羊齿草叶形、交叉形或信封状，折光性强，常与非晶形磷酸结晶同时出现，且形态多变，易成堆（图3-50）。聚集的磷酸铵镁结晶应注意与磷酸钙结晶鉴别。感染引起结石时，在慢性尿路感染的患者尿中常见磷酸铵镁结晶。

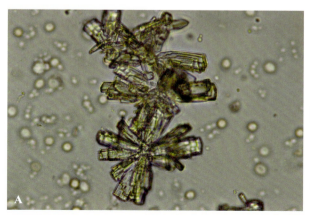

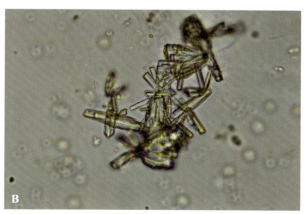

▲ 图 3-47　磷酸钙结晶

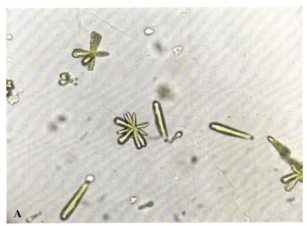
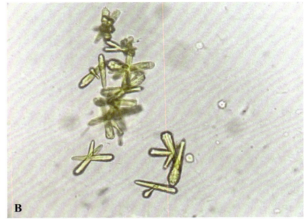

▲ 图 3-48　磷酸二钙结晶

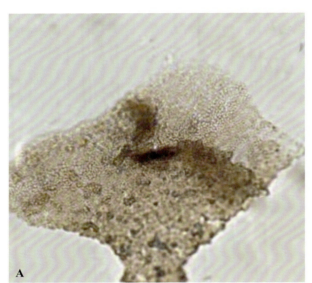
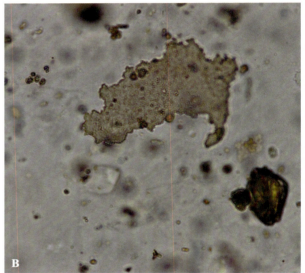

▲ 图 3-49　片状磷酸钙结晶

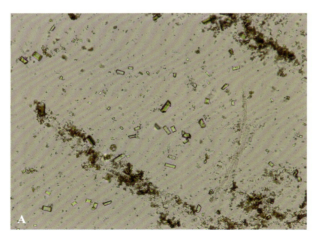
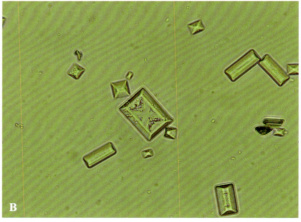

▲ 图 3-50　三联磷酸盐结晶
A. 10×10 倍；B. 10×40 倍

（四）胆红素结晶

常见于酸性尿液中，形态多样，呈细针状、菱形片状、橘红色结晶，颜色深浅不一（图 3-51）。可附着于白细胞或者上皮细胞表面。主要见于黄疸患者尿中，如溶血性黄疸、肝癌、肝硬化和有机磷中毒。胆红素结晶为病理性结晶，可溶于氢氧化钾和氯仿中，不溶于乙醇和乙醚。

（五）胆固醇结晶

其外形为缺角的长方形或方形，无色透明，有时像相互层叠的玻璃（图 3-52），常浮于尿液的表面，可溶于氯仿、乙醚。尿胆固醇结晶健康人尿液中少见，它的出现提示膀胱炎、肾盂肾炎或乳糜尿。

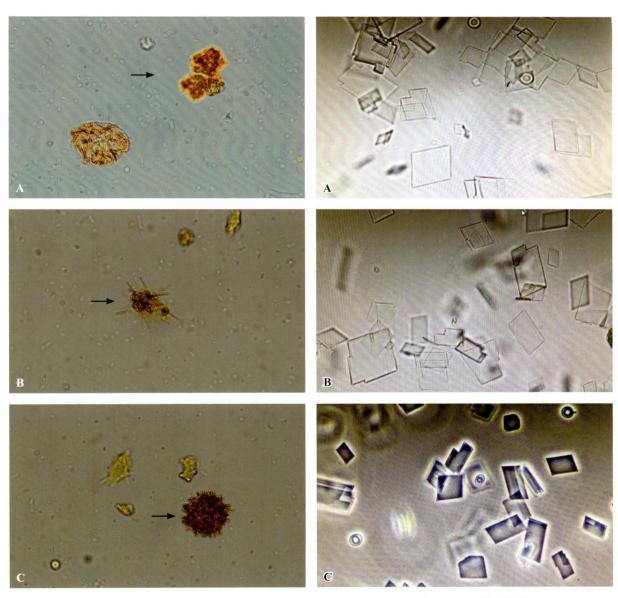

▲ 图 3-51　胆红素结晶　　　　　　　　　　　▲ 图 3-52　胆固醇结晶

（六）胱氨酸结晶

胱氨酸结晶无色、六边形，边缘清晰、折光性强的薄片状晶体（图3-53），不溶于乙酸而溶于盐酸，能迅速溶解于氨水中，而加乙酸可重新出现。健康人尿液中少见，大量胱氨酸结晶提示肾脏或膀胱结石。

（七）药物结晶

常见尿液药物性结晶主要有磺胺类、解热镇痛类和放射对比剂等。

1. 磺胺类结晶

乙酰基磺胺嘧啶结晶易在酸性尿中出现，多与用药过量有关。棕黄色，呈不对称麦秆束状，也可呈球状或贝壳样。磺胺类药物结晶（图3-54）形态多样，如形态不能确定，可用简单的化学试验鉴别，其可溶于丙酮，醛试验呈金黄色，木浆试验呈橙黄色。

2. 解热镇痛类药

如阿司匹林、磺基水杨酸也可在尿中出现，呈双折射性斜方形或放射性结晶（图3-55）。检出此类结晶可与临床沟通，及时了解患者用药情况，结合理化检查结果，进一步观察与研究，以识别其性质及来源。

3. 放射对比剂

使用泛影酸、碘番酸和泛影葡胺等，尿液中也会出现相关的结晶（图3-56）。

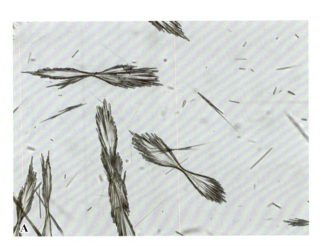

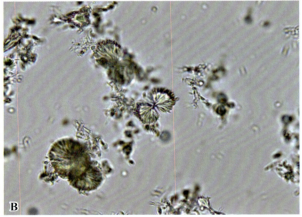

▲ 图3-54 磺胺类药物结晶

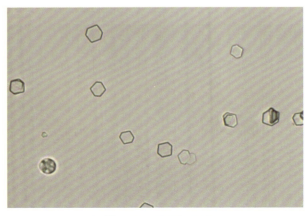

▲ 图3-53 胱氨酸结晶

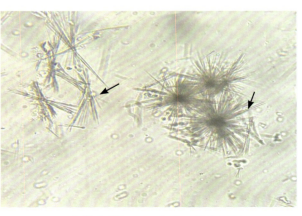

▲ 图3-55 解热镇痛类药物结晶

七、尿液中的其他有形成分

（一）精子和滴虫

尿液检查中可见（见第 4 章）。

（二）细菌

正常情况下，肾脏、输尿管和膀胱是无菌的，尿道也是无菌的。新鲜排出的尿液基本是无菌的，非离心尿液涂片、干燥、染色后镜检，平均每油镜视野中细菌数量应该＜ 1 个。

泌尿系统感染时，可在尿液中查到细菌。根据形态学可辨认的细菌有杆菌、球菌、真菌等（图 3-57）。在尿液有形成分检查中，若发现细菌数量较多时，应及时向临床医生提出进行尿液细菌培养和鉴定的建议。

（三）真菌

1. 分生孢子

分生孢子（图 3-58）广泛存在于自然界，是实验室常见污染菌之一。

2. 真菌

较常见的真菌是白假丝酵母菌，是单细胞真菌（图 3-59）。圆形或卵圆形，革兰染色阳性。以出芽繁殖，称芽生孢子。孢子伸长成芽

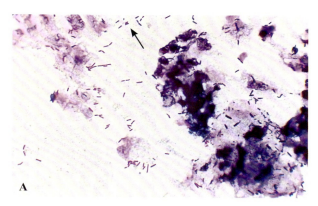
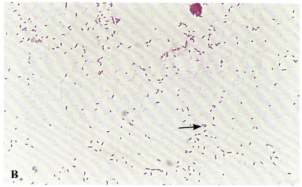
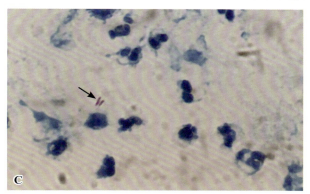

▲ 图 3-57　细菌

图 C 为抗酸杆菌

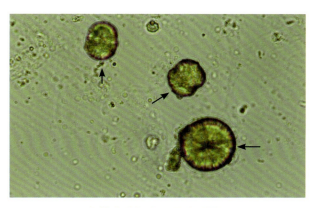

▲ 图 3-56　对比剂类结晶

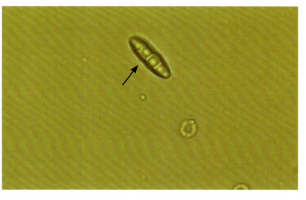

▲ 图 3-58　分生孢子

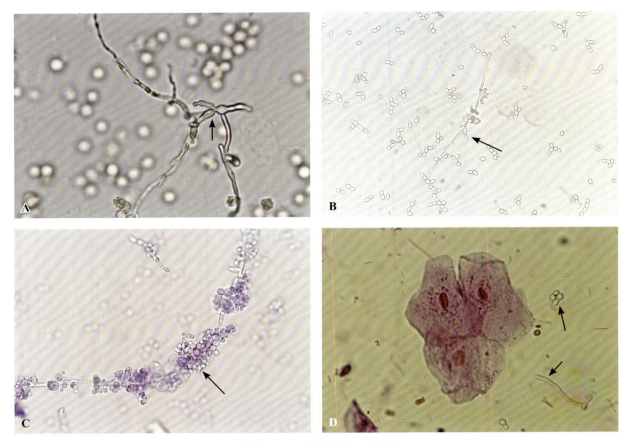

▲ 图 3-59　真菌及其 S-M 染色

A 和 B. 真菌；C. 真菌（S-M 染色）；D. 真菌与鳞状上皮（S-M 染色）

管，不与母体脱离，形成较长的假菌丝。

（四）包涵体

包涵体细胞分为胞质内包涵体细胞与胞核内包涵体细胞，来源于肾小管上皮细胞、扁平上皮细胞、移行上皮细胞或吞噬细胞等。

胞核内包涵体细胞常在细胞核内观察到形状不规则、大小不一、数量多个的包涵体，未染色时不易辨认。胞质内包涵体形状可呈圆形、类圆形、马蹄形、面包圈样等多种形态，数量一个或多个。S-M 染色时细胞多保持原有状态，包涵体多呈紫红色或深紫红色（图 3-60）。瑞特染色时包涵体呈淡蓝色或深蓝色。

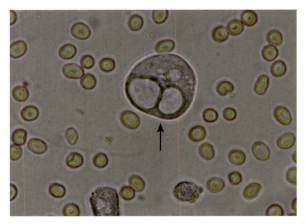

▲ 图 3-60　包涵体（S-M 染色）

胞核内包涵体细胞多见于巨细胞病毒、疱疹病毒等感染的患者；胞质内包涵体细胞可见于麻疹、风疹及腮腺炎病毒感染后形成。泌尿系统炎症及肿瘤患者尿液中也可见到胞质内包涵体细胞。

（五）脂肪滴

脂肪滴无色或淡黄色，正圆形，大小不一，折光性强，苏丹Ⅲ染色成橙红色，可鉴别（图 3-61）。

（六）其他

1. 纤维状物

纤维状物，如毛发、棉花和化学织物纤维，体积大，中度或高变折光性，边缘暗而厚实（图 3-62）。多为外界污染所致，无临床意义。

2. 黏液丝

黏液丝在尿液中出现边缘不清，末端尖细卷曲，大小不等，常见暗淡纹的长条物质（图 3-63）。

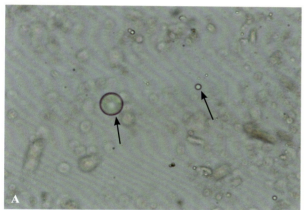
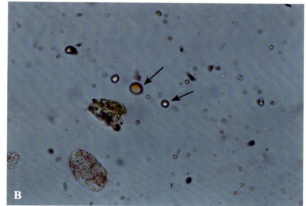

▲ 图 3-61　脂肪滴（A）及其苏丹Ⅲ染色（B）

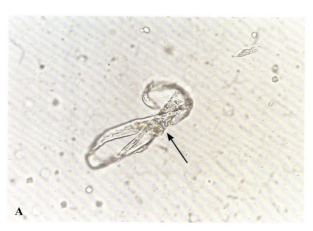
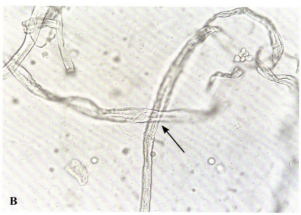

▲ 图 3-62　纤维丝

黏液丝在正常尿中可出现，尤其在女性尿液中。当大量存在时，提示尿道受刺激或有炎症反应。

3. 蚊蝇羽毛

蚊蝇羽毛一端宽一端紧，有条纹（图 3-64）。蚊蝇落于样本中，其体毛或翅膀毛脱落，或空气中飘浮的微小羽毛混入尿中，易误认为结晶。

4. 滑石粉

滑石粉的颗粒形如破碎的石片，形态不规则，大小不一（图 3-65）。某些结构类似胆固醇结晶，主要来自医用手套污染，无临床意义。

5. 花粉

花粉（图 3-66）多为外界污染，无临床意义。

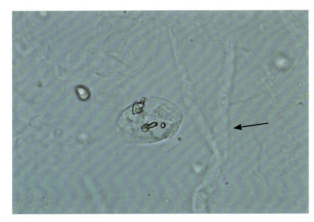

▲ 图 3-63　黏液丝

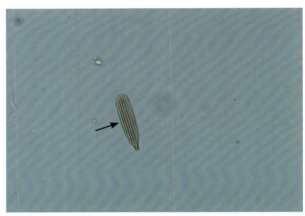

▲ 图 3-64　蚊蝇羽毛

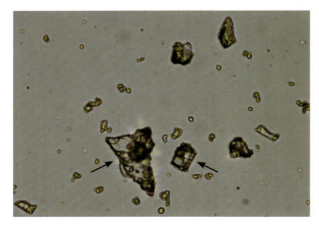

▲ 图 3-65　滑石粉

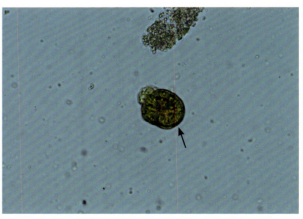

▲ 图 3-66　花粉

八、尿液检验相关病例分析

病例　**泌尿系统结石**

【病例概述】

患者，男，54 岁，已婚。主诉左腰背痛 3 个月余，尿色淡红，体温 36.9℃，无排尿困难，无尿频、尿急。左肾叩痛阳性，右肾无叩击痛。

尿液经离心，涂片，光学或相差显微镜观察，显微镜下尿有形成分见图 3-67 至图 3-69。

【病例分析】

尿干化学检查：尿 pH 6.5、尿比重 1.010、尿蛋白（±）、白细胞（-）、红细胞（3+）、尿糖（-）、尿酮体（±）、尿胆红素（-）、尿胆原（-）、亚硝酸盐（-）。

Sysmex UF1000i 有形成分分析仪定量检测结果：尿红细胞（RBC）1628.5/μl、细菌（BACT）2141.6/μl。尿红细胞的相关信息（RBC-info：

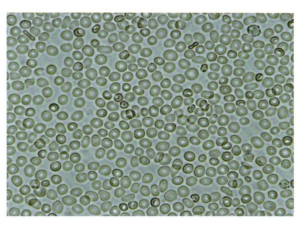

▲ 图 3-67　均一性红细胞（未染色，10×40 倍）

P70）：前向散射光（Fsc）124.0ch（正常红细胞：100～255ch），尿红细胞分布宽度（DW）24.0ch（正常红细胞：＜ 50ch），提示红细胞不具多样性。

尿颜色淡红，微混，提示肉眼可见血尿。Sysmex UF1000i 有形成分分析仪提示均一性红细胞。光学或相差显微镜观察，镜下所见尿红细胞形态均一，提示泌尿系统出血，应进一步结合临床明确部位及诊断。经腹部 CT、KUB（肾脏、输尿管和膀胱）检查，结合临床表现，诊断为左输尿管下段结石、右肾结石。

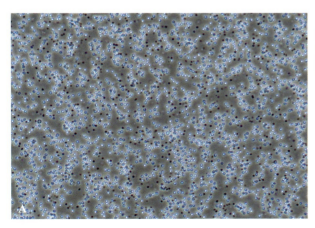
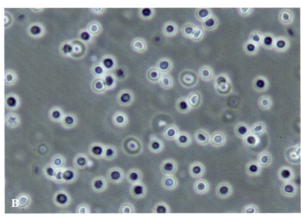

▲ 图 3-68　红细胞相位（未染色）

A. 10×10 倍；B. 10×40 倍

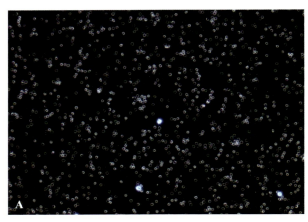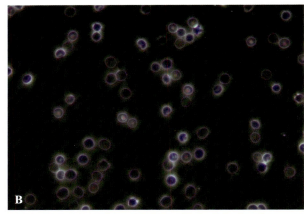

▲ 图 3-69　红细胞（暗视野模式，未染色）
A. 10×10 倍；B. 10×40 倍

【总结与体会】

　　健康人剧烈运动后可出现一过性血尿，多为均一性血尿。均一性血尿也称非肾性血尿。该患者尿液沉渣镜检，见大量均一性红细胞，可能是结石的粗糙表面摩擦尿道上皮，机械损伤引起毛细血管破裂，引起血尿。泌尿系统结石、肿瘤与结核等均可出现肉眼血尿。

　　人体的肾脏、输尿管、膀胱等部位均可发生结石，特别是膀胱和肾盂中较为常见。肾结石患者可能存在肾区的叩击疼痛，也可能没有明显的疼痛感，需要根据结石具体的大小、位置，是否合并肾脏积水、感染的综合情况确定治疗方案。除外结石，如果结石合并肿瘤以后，也可以出现局部的叩击痛，或者伴有肉眼血尿等症状，建议临床进一步检查，进行 B 超或者 CT 检查评估结石的大小、位置及其是否造成了肾积水等。

（本病例由陈志新提供）

第4章 排泄物、分泌物、穿刺物及引流液形态学检验

一、粪便显微镜检查

（一）细胞

1. 红细胞

正常人粪便中，无红细胞。上消化道出血时，红细胞被消化液破坏，故显微镜下难见到。而下消化道炎症或出血时可出现数量不等的红细胞，如痢疾、溃疡性结肠炎、结肠癌、直肠息肉等。粪便中新鲜红细胞为草黄色、稍有折光性的双凹圆盘状（图4-1）。受pH影响或高渗时，红细胞形态可有皱缩。细菌性痢疾时粪便白细胞多于红细胞，红细胞多分散存在；结肠阿米巴患者粪便红细胞多于白细胞，多成堆存在。

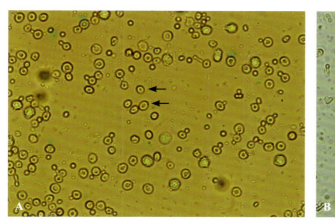 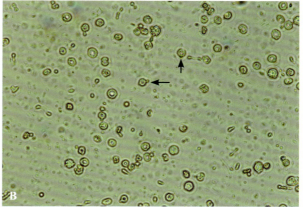

▲ 图4-1 红细胞（未染色，10×40倍）

2. 白细胞

粪便中的白细胞多为中性粒细胞，形态完整者与血液中的粒细胞相似。病理情况下，中性粒细胞呈灰白色，胞体肿胀，细胞结构不清晰，胞质充满颗粒（图4-2）。正常人粪便中无或偶见。肠炎时一般少于每高倍视野15个，分散存在。细菌性痢疾时，可见有大量白细胞或成堆出现的脓细胞。

3. 上皮细胞

粪便中的上皮细胞为肠黏膜上皮细胞。整个小肠，大肠黏膜的上皮细胞为柱状上皮细胞，呈卵圆形或短柱状，两端钝圆，细胞较厚，结构较模糊（图4-3）。健康人少见，增多提示结肠炎症与假膜性肠炎等。

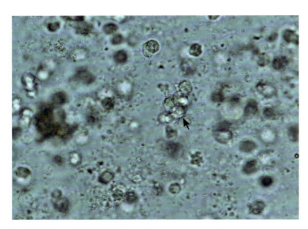

▲ 图4-2 白细胞（未染色，10×40倍）

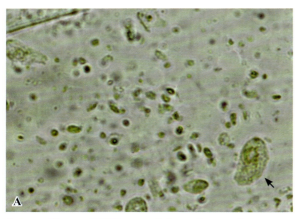

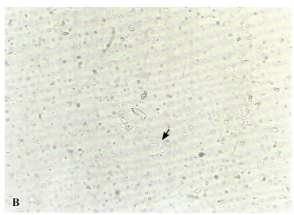

▲ 图4-3 上皮细胞（未染色，10×40倍）

4. 吞噬细胞

巨噬细胞（大吞噬细胞）为一种吞噬较大异物的单核细胞，在细菌性痢疾和结直肠炎症时均可见到。其胞体较中性粒细胞为大，呈圆形、卵圆形或不规则形，胞核1～2个，大小不等，常偏于一侧（图4-4）。胞质中常含有吞噬的颗粒及细胞碎屑，有时可见含有红细胞、白细胞、细菌等。

（二）真菌

健康人粪便中极少见。粪便的真菌中，以白假丝酵母菌最为常见（图4-5），排除标本污染的情况，常见于长期使用广谱抗生素、激素、免疫抑制药，以及行化疗、放疗后患者的粪便。

（三）食物残渣

1. 肌肉纤维

正常人粪便中没有肌肉纤维，大量食肉后可见少量肌肉纤维，形态有条状、片状、带纤维的横纹，如加入伊红可染色为红色（图4-6）。

异常增多：腹泻或蛋白质消化不良时肌肉纤维可增多，胰腺外分泌功能减退时（胰蛋白酶缺乏）最常见，严重时肌肉纤维中的横纵纹和细胞核都可看到，有助于确证胰腺功能障碍。

2. 植物纤维

进食含纤维较多的食物时，正常粪便中可见到植物纤维（图4-7），无临床意义。植物纤维病理性增多见于腹泻、脂肪泻、肠蠕动亢进等。

3. 螺旋纤维导管

螺旋纤维导管为来自植物的纤维状导管，

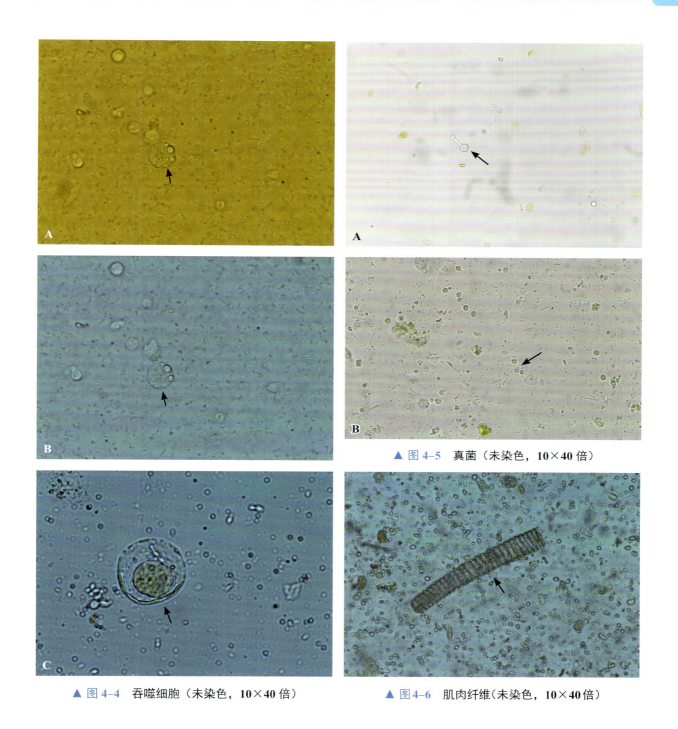

▲ 图 4–5　真菌（未染色，10×40 倍）

▲ 图 4–4　吞噬细胞（未染色，10×40 倍）　　　　▲ 图 4–6　肌肉纤维（未染色，10×40 倍）

呈弯曲状或螺旋状（图 4-8），见于进食大量含纤维较多的食物时，正常粪便中亦可见到。

4. 植物细胞

植物细胞可呈圆形、长圆形、多角形、花边形等，无色或淡黄色、双层细胞壁，细胞内有多个数的叶绿体（图 4-9），需注意与虫卵鉴别。

5. 花粉

花粉大小不一，常约 20μm 或更大，圆或椭圆形，壁厚，常呈棕黄色（图 4-10），应与寄生虫卵、

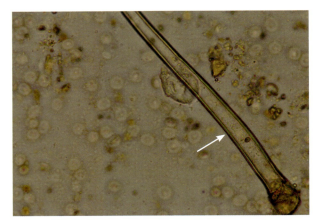

▲ 图 4-7　植物纤维（未染色，10×40 倍）

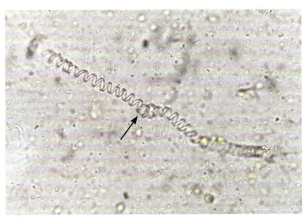

▲ 图 4-8　螺旋纤维导管（未染色，10×40 倍）

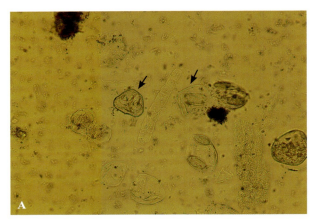

▲ 图 4-9　植物细胞（未染色，10×40 倍）

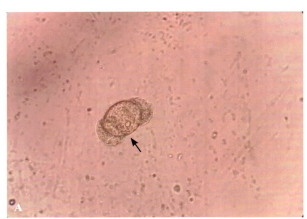

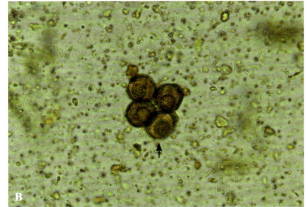

▲ 图 4-10　花粉（未染色，10×40 倍）

结晶和异形红细胞鉴别。

6. 灵芝孢子

灵芝孢子形态上类似肝吸虫卵。在镜下观察，结构完全一致，呈黄棕色，大小平均为 21μm×10μm，卵圆形，壁厚，一端略尖，无盖，无肩峰，另一端略钝圆，无小棘，胞内无毛蚴，为一实体（图 4-11）。

粪便沉淀集卵孵化，未见毛蚴孵出。询问病史，患者服食灵芝孢子后，粪便检出灵芝孢子，应注意与肝吸虫卵鉴别，防止误诊误治。

（四）病原体

见"第 5 章　临床寄生虫检验"。

（五）结晶

正常粪便中可见多种结晶（图 4-12），如磷酸钙、草酸钙、胆固醇（图 4-13）、碳酸钙等结晶，少有临床意义。

例如，夏科 - 莱登结晶（图 4-14）呈菱形，且无色透明、指南针样、两端尖长、大小不等、折光性强，常与阿米巴痢疾、钩虫病等肠寄生虫感染、过敏性肠炎、急性出血性坏死性肠炎及肠道溃疡等有关。

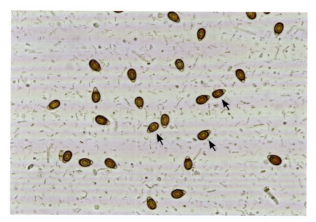

▲ 图 4-11　灵芝孢子（未染色，10×40 倍）

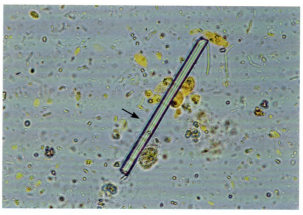

▲ 图 4-12　粪便结晶（未染色，10×40 倍）

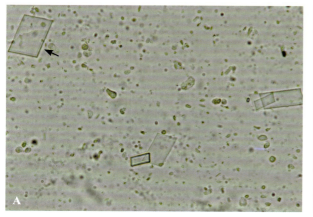

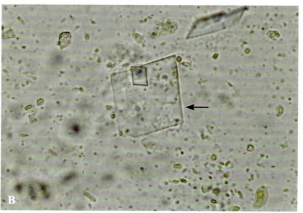

▲ 图 4-13　胆固醇结晶（未染色，10×40 倍）

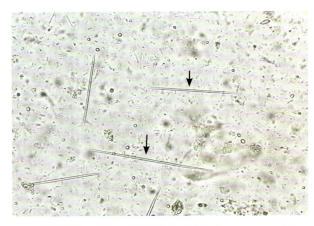

▲ 图 4-14　夏科 – 莱登结晶（未染色，10×40 倍）

二、阴道分泌物

（一）阴道乳酸杆菌

正常情况下，阴道内呈酸性，阴道乳酸杆菌是阴道内的正常菌（图 4-15），可以维持阴道的弱酸性环境，防止发生阴道炎症的情况。如果阴道内乳酸杆菌减少，可能出现阴道内菌群失调的情况，进而引起一系列阴道炎的症状。

（二）白细胞与上皮细胞

白细胞（脓球）增多，上皮细胞减少（图4-16），提示炎症出现，如阴道炎、宫颈炎等。

（三）线索细胞

线索细胞来自扁平上皮细胞，其表面附着有大量的短杆菌，表面粗糙、有斑点和颗粒，细胞边缘不整齐（图 4-17）。出现大量的线索细胞时，提示有细菌性阴道病。在阴道分泌物中发现线索细胞是诊断加德纳菌性阴道炎的重要指标之一。

（四）淋病奈瑟球菌

淋病奈瑟球菌俗称淋球菌，为严格的人体

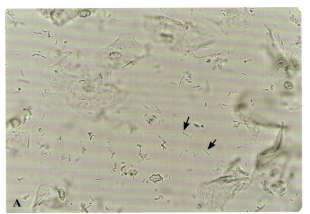

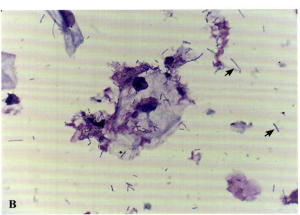

▲ 图 4-15　乳酸杆菌

A. 直接涂片（10×40 倍）；B. 革兰染色阳性杆菌（10×100 倍）

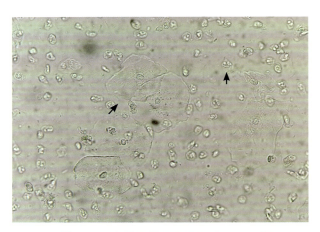

▲ 图 4-16　白细胞与上皮细胞（10×40 倍）

寄生菌，常见于急性尿道炎与阴道炎的脓性分泌物的白细胞中，形态染色类似于脑膜炎球菌。采取泌尿生殖系统脓性分泌物涂片，革兰染色，

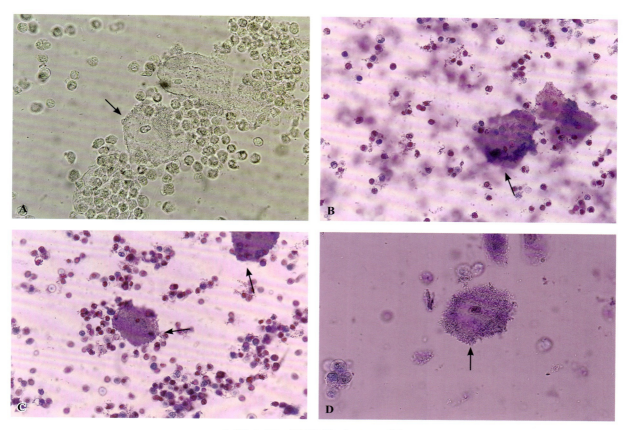

▲ 图 4-17　线索细胞（10×40 倍）

A. 未染色；B 至 D. S-M 染色

镜检，如在中性粒细胞中发现革兰阴性双球菌时（图 4-18），就有诊断价值，必要时行分离培养。

（五）真菌

真菌呈卵圆形、革兰阳性孢子或与出芽细胞相连接的假菌丝，呈链状及分枝状菌丝（图 4-19）。85% 感染阴道的真菌为白假丝酵母菌。可直接涂片做镜检，或染色法、培养法检查，诊断真菌性阴道炎以找到真菌为依据。真菌性阴道炎的阴道分泌物呈凝乳状或"豆腐渣"样。

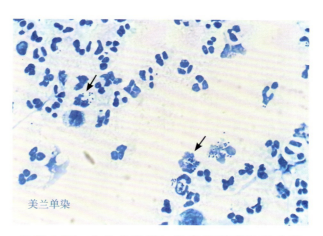

美兰单染

▲ 图 4-18　中性分叶粒细胞内革兰阴性双球菌（淋病奈瑟球菌）

（六）阴道毛滴虫

阴道毛滴虫活体呈无色透明，有折光性，体态多变，活动力强。固定染色后呈梨形，体长 7～23μm，前端有一个泡状核，核上缘有 5 颗排列成环状的基体，由此发出 5 根鞭毛，其中 4 根为前鞭毛，1 根为后鞭毛。1 根轴柱，纤细透明，纵贯虫体，自后端伸出体外，体外侧前 1/2 处，有一波动膜，其外缘与向后延伸的后鞭毛相连（图 4–20）。

寄生在人体阴道和泌尿道的鞭毛虫，主要引起滴虫性阴道炎和尿道炎，以性传播为主。毛滴虫可引起阴道滴虫病和男性滴虫性非淋菌性尿道炎。

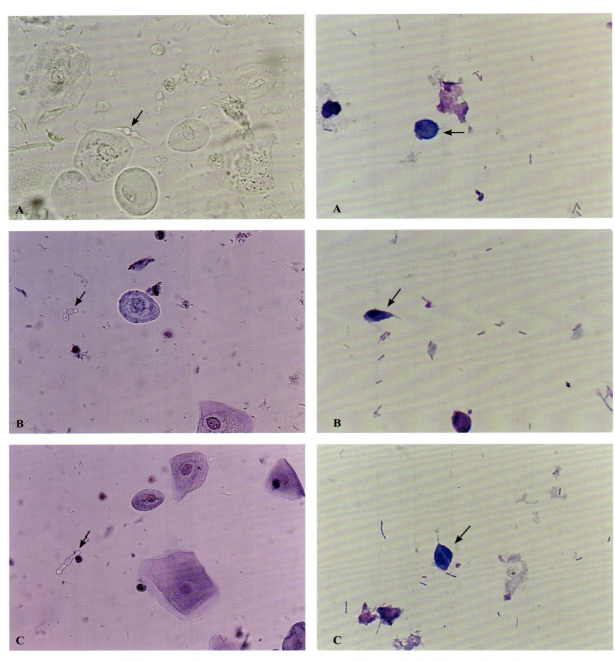

▲ 图 4–19　真菌　　　　　　　　　　▲ 图 4–20　阴道毛滴虫（革兰染色，10×100 倍）

A. 未染色；B 和 C. S-M 染色

三、前列腺液

（一）前列腺颗粒细胞

前列腺颗粒细胞为体积较大、颗粒较粗的细胞。因脂肪变性或吞噬作用，使胞质内含有多量卵磷脂小体状颗粒，部分系吞噬细胞（图 4-21）。前列腺颗粒细胞在前列腺炎时常伴大量脓细胞出现，部分老年人前列腺液中也较多见。

（二）脓球（白细胞）

显微镜下每个高倍视野白细胞数大于 10 个，或者虽少于 10 个，但有成堆出现者，均属于异常（图 4-22 和图 4-23）。如出现大量脓球，卵磷脂小体减少，提示前列腺炎症。

（三）红细胞

前列腺液中的红细胞形态与尿中红细胞相似。

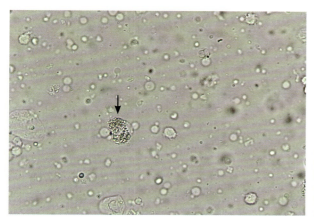

▲ 图 4-21　前列腺颗粒细胞（未染色，10×40 倍）

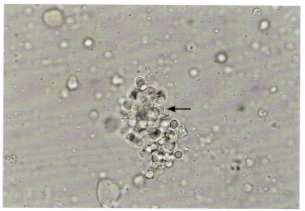

▲ 图 4-22　脓球（未染色，10×40 倍）

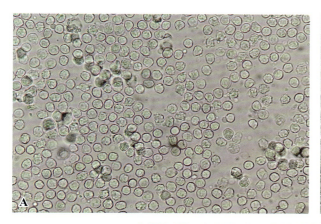

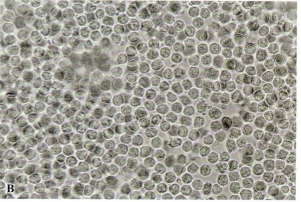

▲ 图 4-23　白细胞（A）及白细胞满视野（B）（未染色，10×40 倍）

（四）淀粉样小体

淀粉样小体中心常含碳酸钙沉淀物，呈现圆形或圆形的层状，微黄或黄褐色，在前列腺中，淀粉样小体与胆固醇结合，可形成前列腺结石（图 4-24）。前列腺液中的淀粉样小体在老人的前列腺液中比较容易看到，一般临床意义不大。

（五）磷脂酰胆碱小体

磷脂酰胆碱小体俗称卵磷脂小体，为圆形或卵圆形，大小不等，折光性强。正常前列腺液中数量较多，分布均匀（图 4-25）。当卵磷脂小体量少于正常人的 50% 时，提示前列腺炎。

四、精液

正常精子

正常精子形似蝌蚪状，由头、体、尾三部分构成。头部略扁，呈卵圆形，轮廓规则，顶体清楚，顶体帽覆盖头部表面的 1/3 以上，在精子头部前端呈透亮区。头长 3～5μm，宽 2～3μm，长宽比为 1.5∶1～2∶1，长宽比值是判断精子形态是否正常的重要数据之一。体中段细长，不到头宽 1/3，轮廓直且规则，与头纵

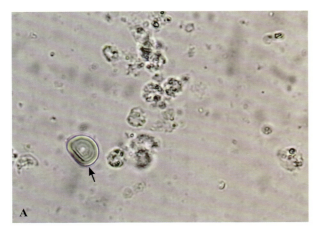

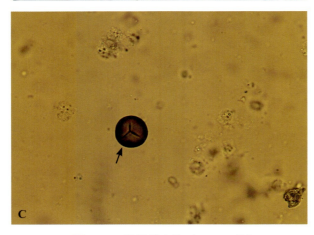

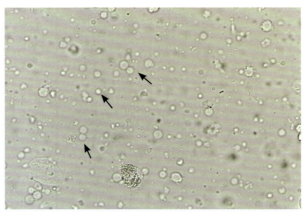

▲ 图 4-24　淀粉样小体（10×40 倍）

A. 未染色；B. 碘染色

▲ 图 4-25　卵磷脂小体（未染色，10×40 倍）

轴成一直线，长 5～7μm，宽 1μm，尾部细长，外观规则而不卷曲，一般长 50～60μm。可以借助于长尾的摆动来运动（图 4-26 至图 4-28）。

五、脑脊液

脑脊液为无色透明的液体，充满在各脑室、蛛网膜下腔和脊髓中央管内。正常脑脊液有形成分极少，仅有少量淋巴细胞和单核细胞。脑脊液除了细胞的计数与分类外，有形成分的检出可为临床提供有效的诊疗依据，包括细菌、隐球菌、寄生虫、肿瘤细胞和白血病细胞等。细胞收集推荐采用细胞玻片离心沉淀器，可选用革兰染色、墨汁染色及瑞特 – 吉姆萨染色等。

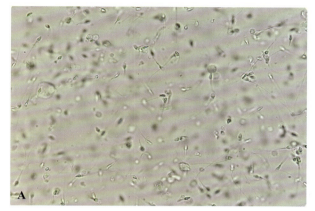

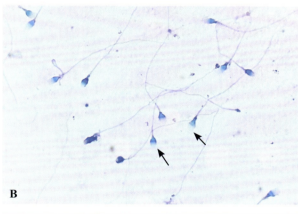

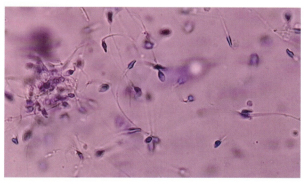

▲ 图 4-27　精子（S-M 染色，10×40 倍）

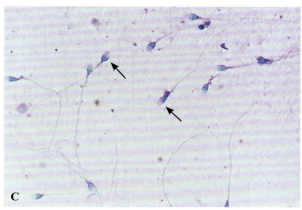

▲ 图 4-26　正常精子

A. 未染色（10×40 倍）；B 和 C. 瑞特 – 吉姆萨染色（10×100 倍）

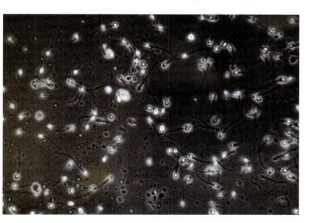

▲ 图 4-28　计算机辅助精液分析仪

（一）正常脑脊液

正常脑脊液有形成分极少，仅有少量淋巴细胞和单核细胞，形态同外周血，单核细胞约占有核细胞总数的30%。

（二）出血性脑脊液

红色脑脊液显微镜检查（图4-29和图4-30），多为穿刺损伤出血，或蛛网膜下腔出血或脑室出血。外观清亮透明或微浑浊，离心后上清液红色或黄褐色，红细胞形态有皱缩，为陈旧性出血。

（三）脑脊液单核细胞

病理状态下，单核细胞受到抗原或各种理化因素的刺激后，形态变化，胞体、胞核增大，胞膜不规整，可有瘤状突起，胞质着色加深，胞质内出现多个空泡等（图4-31），这种变化称为激活，受激活的单核细胞称为激活单核细胞，可见于中枢神经系统各种感染性疾病、出血、免疫性疾病及肿瘤等，也可能脑脊液标本放置太久或甩片速度过快。

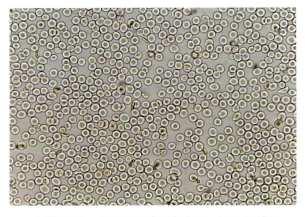

▲ 图 4-29　血性脑脊液（未染色，10×40 倍）

（四）中枢神经系统白血病

中枢神经系统白血病指白血病患者发生中枢神经系统白血病细胞浸润。中枢神经系统是常见的白血病细胞髓外浸润部位，急性淋巴细胞白血病、急性粒单核细胞白血病和急性单核细胞白血病尤其好发，也可见于其他类型急性白血病。

中枢神经系统白血病细胞体积较大，胞质较少，胞质内可见大量蜂窝状或散在空泡，无

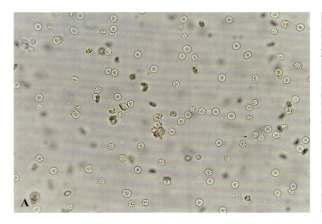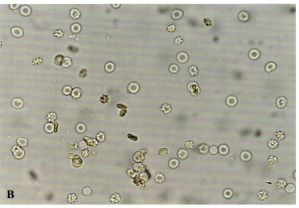

▲ 图 4-30　陈旧性出血脑脊液（A），可见红细胞部分皱缩（B）（未染色，10×40 倍）

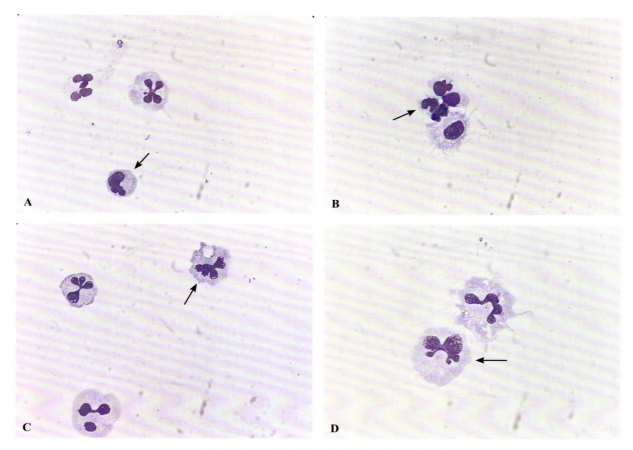

▲ 图 4-31 红斑狼疮患者脑脊液的激活单核细胞

颗粒。核较大，不规则，有凹陷现象，核染色质粗，颗粒状，排列疏松，核仁明显，数目 1~3 个（图 4-32）。

（五）新型隐球菌性脑膜炎

脑脊液墨汁染色找到新型隐球菌是实验室诊断新型隐球菌性脑膜炎的重要指标。新型隐球菌荚膜宽厚，荚膜不易着色，光学显微镜下可见菌体外一层肥厚的透明圈，即为荚膜（图 4-33）。由新型隐球菌感染脑膜（或脑实质）引起的中枢神经系统感染性疾病，也是中枢神经系统最为常见的真菌感染，多发生于机体免疫力低下、使用免疫抑制药和长期使用抗生素等情况。

六、浆膜腔积液

人体的胸腔、腹腔、心包腔等统称为浆膜腔。在正常情况下，仅有少量液体，主要起润滑作用。在疾病情况下，浆膜腔内积聚的过多液体称为浆膜腔积液。

准确识别浆膜腔积液中各类细胞、寄生虫、微生物、结晶等有形成分，可以为疾病的诊断、治疗和预后提供依据。

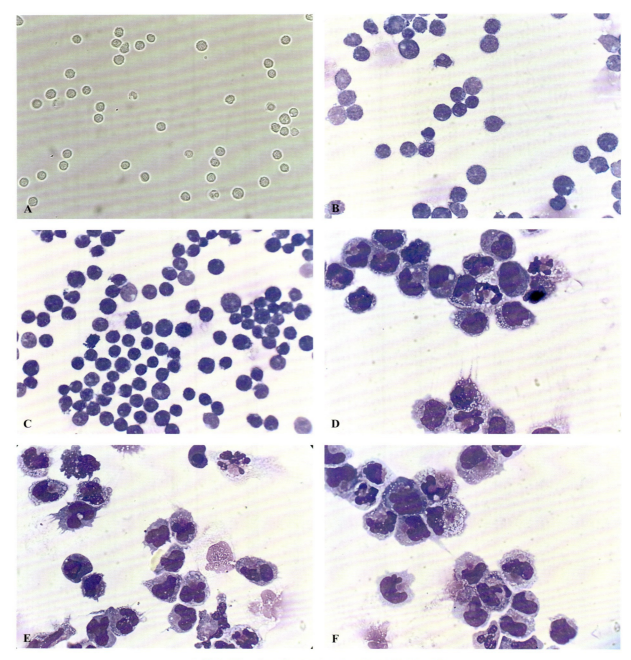

▲ 图 4–32　脑脊液白细胞（急性单核细胞白血病）

A. 未染色（10×10 倍）；B 和 C. 原始细胞团（瑞特–吉姆萨染色，10×40 倍）；D 至 F. 幼稚细胞团（10×100 倍）

（一）浆膜腔积液直接涂片

腹膜腔积液直接涂片，乙酸破坏红细胞前、后对照图（图 4–34）。

（二）乳糜样腹膜腔积液

乳糜样腹膜腔积液（图 4–35）按病因可分为原发性和继发性。原发性乳糜样腹膜腔积液多见

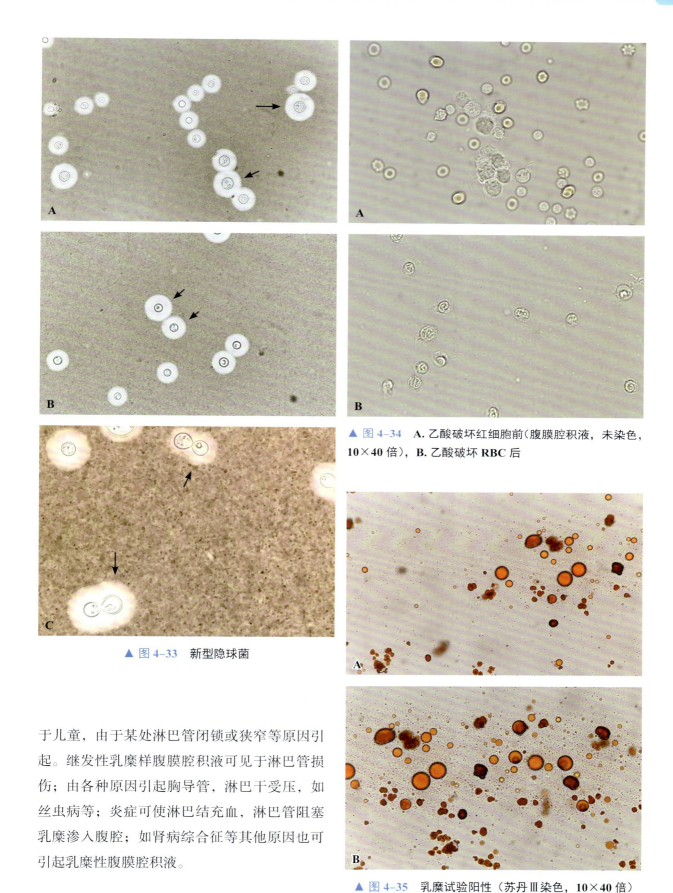

▲ 图 4-33 新型隐球菌

▲ 图 4-34 A. 乙酸破坏红细胞前（腹膜腔积液，未染色，10×40 倍），B. 乙酸破坏 RBC 后

于儿童，由于某处淋巴管闭锁或狭窄等原因引起。继发性乳糜样腹膜腔积液可见于淋巴管损伤；由各种原因引起胸导管，淋巴干受压，如丝虫病等；炎症可使淋巴结充血，淋巴管阻塞乳糜渗入腹腔；如肾病综合征等其他原因也可引起乳糜性腹膜腔积液。

▲ 图 4-35 乳糜试验阳性（苏丹 III 染色，10×40 倍）

（三）胸膜腔积液嗜酸性粒细胞增多

胸膜腔积液嗜酸性粒细胞增多（图 4–36）常见病因如下。

- 感染性疾病：如细菌、真菌、病毒、寄生虫、结核等不典型病原体感染。
- 自身免疫性疾病：如结缔组织病，可出现发热、贫血、关节疼痛、皮疹、ANA 抗体阳性等。
- 其他：如血液系统疾病、恶性肿瘤等。

（四）间皮细胞

单个间皮细胞常呈圆形或卵圆形，直径 10～20μm。核增大，呈圆形或卵圆形，居中，染色质纤细，分布均匀，可见核仁（图 4–37）。胞质弱嗜碱性或嗜酸性。

（五）核异质细胞

核异质细胞是指细胞核发生异常改变，但胞质分化正常的细胞。核异质表现为核的大小、形态异常，核染色质增多，分布不均，核膜增厚，边界不整齐等（图 4–38）。核异质细胞形态上介于良性细胞和恶性细胞之间，所以又称间变细胞，相当于病理组织学上的不典型增生。核异质细胞常按细胞异型的程度分为轻度、中度和重度核异质细胞。

（六）腺癌细胞

腺癌细胞胞体大小不一，多数细胞可见相互粘连、腺腔排列，细胞质丰富，质界不清，细胞内可见大小不一、数量不等的分泌泡，仅胞质空泡不能诊断是腺癌细胞（图 4–39），必须有明显的核异常。其提示转移性肿瘤细胞，来自肺、胃肠道、肝、胆、胰、卵巢等腺组织丰富的部位。腺癌细胞检出率占胸、腹腔积液转移性肿瘤的 90% 左右。

印戒细胞是腺癌细胞因变性空泡增大，挤压细胞核，形成"戒指"样细胞。细胞核异常，偏位，细胞质内含巨大的黏液空泡。

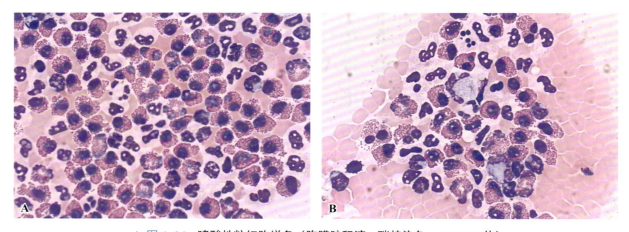

▲ 图 4–36　嗜酸性粒细胞增多（胸膜腔积液，瑞特染色，10×100 倍）

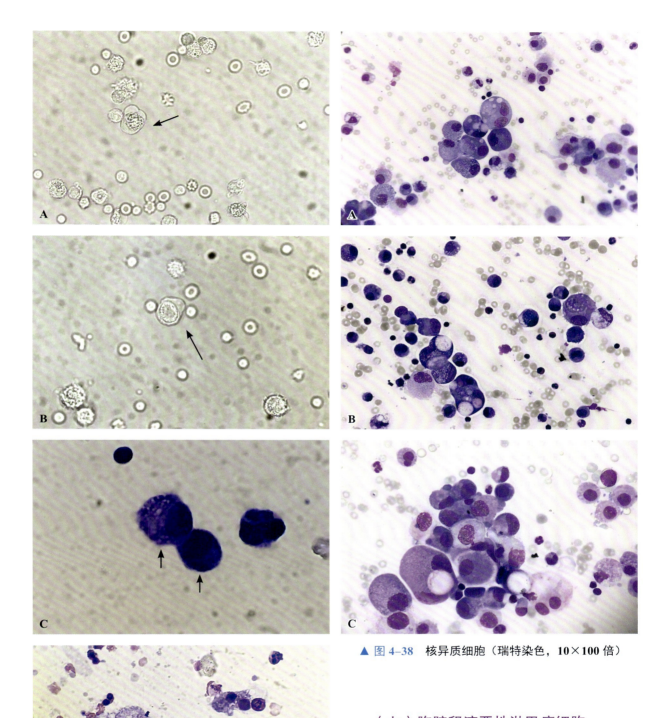

▲ 图 4-38　核异质细胞（瑞特染色，10×100 倍）

（七）胸腔积液恶性淋巴瘤细胞

淋巴瘤细胞体积较大，质界尚清，胞质呈灰蓝色，胞质内可见大量蜂窝状空泡，无颗粒，核较大，核形不规则，核染色质粗疏松，核仁易见（图 4-40）。

▲ 图 4-37　间皮细胞（A 和 B 未染色，10×40 倍；C 和 D 瑞特染色，10×100 倍）

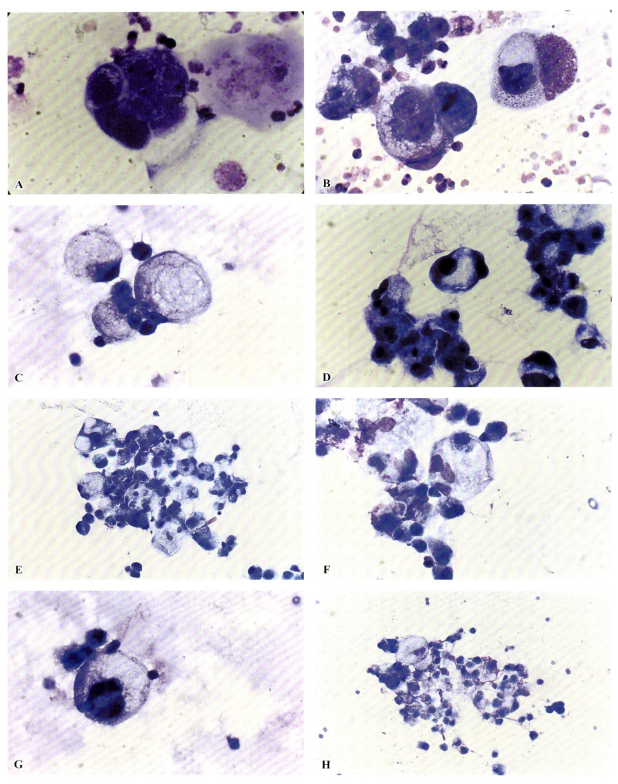

▲ 图 4–39　腺癌细胞（瑞吉染色，10×100 倍）

A 和 B. 常见形态；C. 胞体大、胞质丰富；D. 胞体粘连成团；E. 大小不等的分泌泡；F. 核异质明显，胞体巨大，核质界不清；
G. 核质比大，异形明显；H. 核质浓染，细胞大小不等，成簇聚集

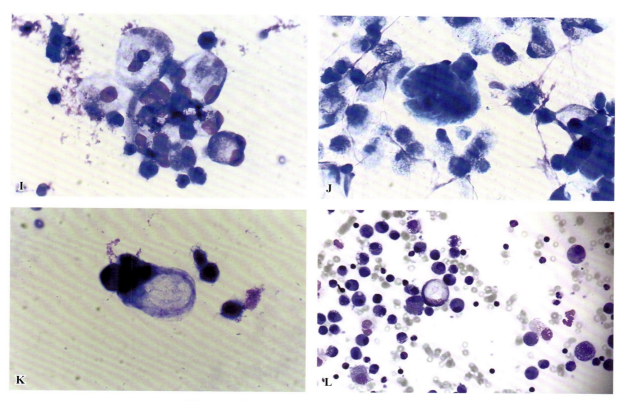

▲ 图 4-39（续）　腺癌细胞（瑞吉染色，10×100 倍）

I. 双核，核贴边；J. 细胞排列紊乱，胞质不清；K. 黏液空泡；L. 印戒细胞

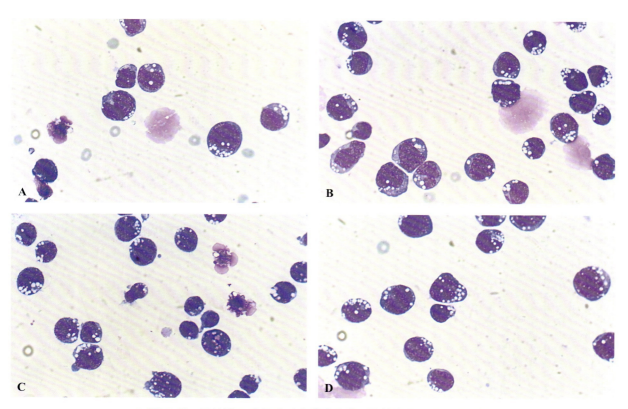

▲ 图 4-40　恶性淋巴瘤细胞（胸膜腔积液，瑞特染色，10×100 倍）

七、肺泡灌洗液

（一）纤毛柱状上皮细胞

纤毛柱状上皮细胞胞体呈长柱形，胞质丰富，游离缘宽平，表面有密集成簇的纤毛，胞核偏一侧，呈圆形或椭圆形，染色质呈粗网状，核仁无或较小（图4-41）。此种细胞是肺泡灌洗液常见的细胞，一般无临床意义。当期大量增多并伴有退行性变或核异质时，提示气管炎、支气管炎及支气管哮喘等相关疾病。

（二）肺巨噬细胞

肺巨噬细胞（图4-42）由单核细胞分化而来，广泛分布于肺泡隔或肺泡腔内，具有吞噬细菌、异物等功能。胞质内含大量尘粒的肺巨噬细胞又称尘细胞。肺巨噬细胞还可吞噬衰老的红细胞。当心力衰竭患者出现肺淤血时，大量红细胞从毛细血管溢出，被巨噬细胞吞噬，胞质内含许多血红蛋白的分解产物（含铁血黄素颗粒），此种肺巨噬细胞又称心力衰竭细胞。

（三）尘细胞

尘细胞胞体大小不等，圆形或椭圆形，胞质内吞噬大量大小不一、棕褐色或黑色的颗粒，可覆

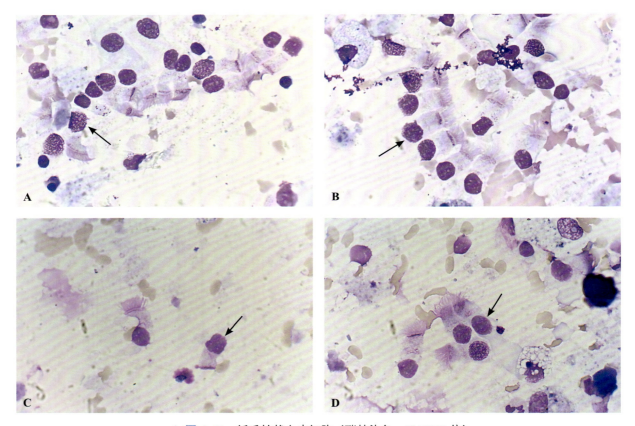

▲ 图 4-41　纤毛柱状上皮细胞（瑞特染色，10×100 倍）

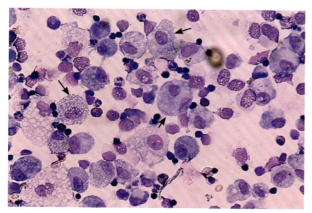

▲ 图 4-42　肺巨噬细胞（瑞特染色，10×100 倍）

盖在胞核上（图 4-43）。其提示患者长期处在粉尘严重的环境下，也与吸烟等相关。

（四）夏科 - 莱登结晶

夏科 - 莱登结晶为菱形无色透明，指南针样，其两端尖长，大小不等，折光性强，是嗜酸粒细胞破裂后嗜酸性颗粒相互融合而成。

支气管哮喘患者气管腔内的黏液栓和管壁中常可见嗜酸性粒细胞的崩解产物。在对烟曲菌有变态反应的哮喘患者或肺部感染寄生虫患者的痰液中常见夏科 - 莱登结晶。如见棕晶质，提示消化道有出血。

八、排泄物、分泌物、穿刺物及引流液形态学检验相关案例分析

病例 4-1　胸腔积液常规检出肿瘤细胞

【病例概述】

患者，女，82 岁，反复恶心 20 余天，气促 3 天。CT 显示双肺上叶可疑粟粒样结节，双肺炎症，双侧胸腔积液，抗感染治疗后上述症状仍反复发作。

形态学检查结果见图 4-44 和图 4-45。

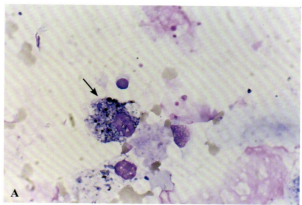

A

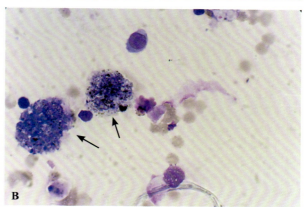

B

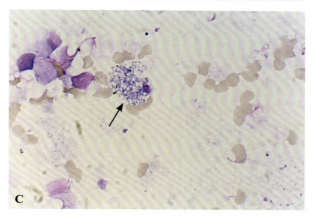

C

▲ 图 4-43　尘细胞（瑞特染色，10×100 倍）

【病例分析】

胸腔积液细胞计数（图 4-44）显示：①有核细胞数量明显增多，达 $20\ 196 \times 10^6$/L。②单个核细胞比例增高，达 79.5%。③高荧光细胞比例增高，每 100 个白细胞中达 38.6 个。

离心涂片、瑞特染色后镜下可见（图 4-45），大量单个核细胞，胞体较大，胞核大，

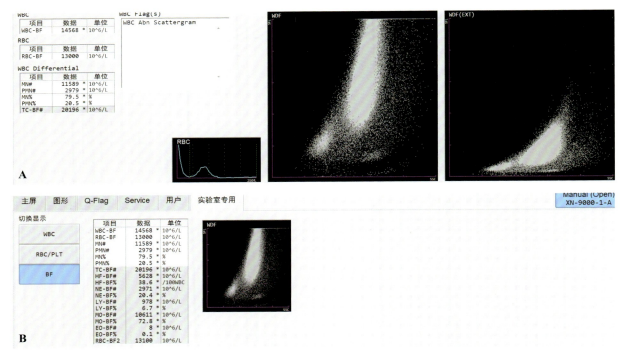

▲ 图 4-44　胸腔积液细胞参数、直方图和散点图

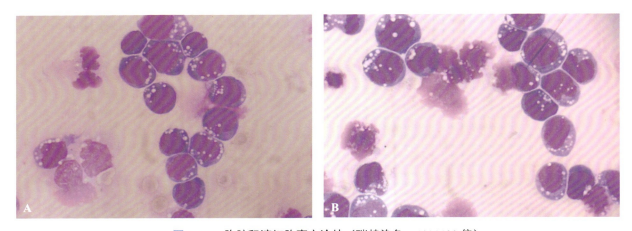

▲ 图 4-45　胸腔积液细胞离心涂片（瑞特染色，10×100 倍）

核质比高，染色质细致，部分可见核仁，胞质深染，可见较多空泡，高度怀疑肿瘤细胞，建议送病理找肿瘤细胞。

　　3 天后病理结果报告显示，符合 B 细胞恶性淋巴瘤。免疫组化结果显示，LCA、CD20 阳性。

【总结与体会】

　　人体有三个主要的空腔，即胸腔、心包腔和腹腔。内均衬有浆膜，因此命名"浆膜腔"。通常这三个空腔内含有少量液体，当浆膜互相摩擦时，浆液可起到润滑作用。在病理情况下（外伤、炎症、肿瘤等），腔内液体量增加而产生积液，称为浆膜腔积液。根据积液产生部位的不同，通常称为胸腔积液、腹水和心包积液。

我们通过对积液细胞形态的认识，以形态学的证据为基础，结合其他实验室检查结果，可为临床提供有诊断价值的依据，如感染、炎症和肿瘤等。

浆膜腔积液标本遇有核细胞计数增高、单个核细胞比例增高、高荧光细胞比例增高，应重视细胞形态学检查，可尽早为临床诊断提供帮助。

（本病例由俞萍丽提供）

病例 4-2　脑脊液检出白血病细胞

【病例概述】

患者，男，52 岁，诊断为"急性单核细胞白血病"。

脑脊液细胞计数见图 4-46，形态学检查见图 4-47，同一天的外周血涂片见图 4-48。

【病例分析】

脑脊液细胞计数：①有核细胞数量明显增多，达 $586 \times 10^6/L$；②单个核细胞比例增高，达 72.6%；③高荧光细胞比例增高，每 100 个白细胞中达 159.3 个。

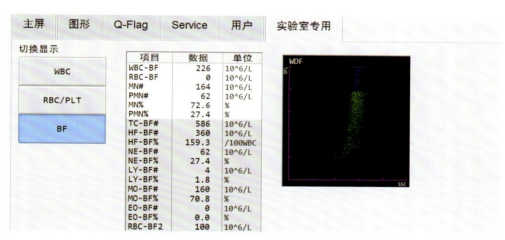

▲ 图 4-46　脑脊液细胞参数和散点图

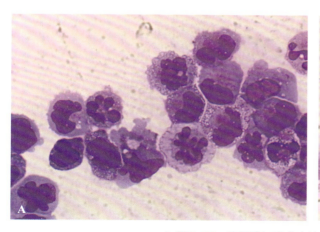
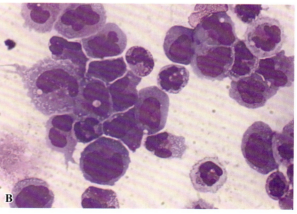

▲ 图 4-47　脑脊液细胞离心涂片（瑞特染色，10×100 倍）

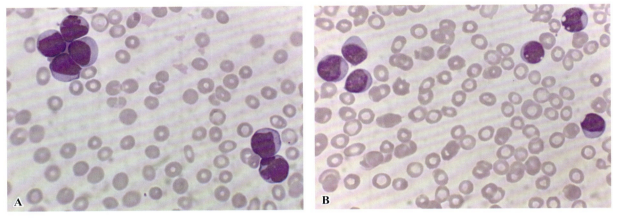

▲ 图 4-48　外周血涂片（瑞特染色，10×100 倍）

脑脊液离心涂片，瑞特染色后镜下可见大量单个核细胞，胞体不规则，胞核形态多样，有扭曲、折叠，染色质细致，部分可见核仁，胞质较丰富，可见空泡，为单核细胞白血病细胞。

【总结与体会】

脑脊液是充满在各脑室、蛛网膜下腔和脊髓中央管内的一种无色透明液体。脑脊液细胞形态学检验对中枢神经系统感染性疾病、脑膜癌病、中枢神经系统白血病、中枢神经系统淋巴瘤及脑血管病等疾病的诊断、鉴别诊断、疗效观察和预后评估等有重要的参考价值。

急性白血病患者脑脊液中有核细胞增高，应高度警惕中枢神经系统白血病浸润。离心涂片后瑞特染色可鉴别细胞性质，为临床诊断和治疗提供帮助。

（本病例由俞萍丽提供）

病例 4-3　特发性嗜酸性粒细胞增多症

【病例概述】

患者，女，35 岁，以"咳嗽、咳痰 1 个月余，发热半个月"为主诉入院，既往史无特殊。入院查体：体温 36.5℃，脉搏每分钟 90 次，呼吸频率每分钟 18 次，血压 99/71mmHg。神志清楚，全身浅表淋巴结未触及肿大，双肺呼吸音低，右肺明显，双肺可闻及少许湿啰音，未闻及胸膜摩擦音。心率每分钟 90 次，律齐，心脏各瓣膜听诊区未闻及杂音，未闻及心包摩擦音。全腹软，无反跳痛及肌紧张。双下肢无水肿。

血常规：白细胞计数 $7.59 \times 10^9/L$，中性粒细胞 63.40%，血红蛋白 123.0g/L，血小板计数 $472 \times 10^9/L$，C 反应蛋白 59.01mg/L；降钙素原 0.041ng/ml，拟诊断"肺部感染"。嗜酸性粒细胞绝对数 $1.17 \times 10^9/L$，嗜酸性粒细胞百分数 12.80%；新型隐球菌荚膜抗原阴性；血结核菌抗体阴性；血常规手工分类，每 100 个白细胞中有杆状核细胞 1 个、分叶核细胞 53 个、嗜酸粒细胞 12 个、淋巴细胞 30 个。

生化检查：总蛋白 63.3g/L，白蛋白 31.7g/L，丙氨酸氨基转移酶 6U/L，天冬氨酸氨基转移酶 11U/L，肌酐 35μmol/L，尿酸 179μmol/L，钾 3.92mmol/L，钙 1.95mmol/L；D - 二聚体＋凝血四

项：凝血酶原时间 12.8s，纤维蛋白原 7.04g/L，活化部分凝血活酶时间 38.2s，D－二聚体 8.20μg/ml；SCC：鳞状细胞癌相关抗原 0.8ng/ml；免疫球蛋白与补体未见异常。

形态学检查见图 4-49。

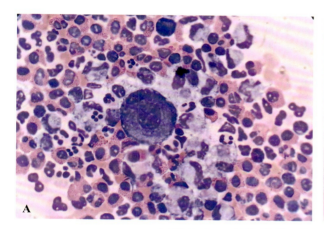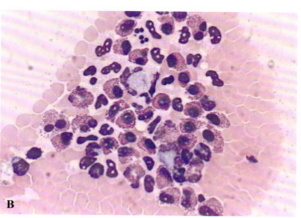

▲ 图 4-49　胸腔积液细胞离心涂片（瑞特染色，10×100 倍）

【病例分析】

诊断依据：双肺呼吸音低，可闻及少许湿啰音，另结合肺部 CT 结果、白细胞计数、粒细胞百分比、C 反应蛋白、降钙素原均升高，故"肺部感染"可诊断。胸膜活检组织病理示，镜下见纤维脂肪组织淋巴细胞、中性粒细胞及嗜酸性粒细胞浸润，另见少量肌组织局灶变性。CD45、CD163 示炎症细胞。CT 肺部示双肺炎症，胸腔积液。肺功能通气障碍。骨髓常规：嗜酸性粒细胞比例增高、血小板增多。胸腔积液检查：嗜酸性粒细胞比例 66%。

诊断为特发性嗜酸性粒细胞浸润症（肺、胸膜、骨髓）。

诊断理由：①持续嗜酸细胞增高，胸腔积液嗜酸性粒细胞比例 66%；②未发现引起嗜酸性粒细胞增高的其他原因；③有多系统器官受累的证据（肺、胸膜、骨髓）。

【总结与体会】

(1) 感染性疾病：如细菌、真菌、病毒、寄生虫、结核等不典型病原体感染，患者有发热、C 反应蛋白升高，外院血常规及胸腔积液常规中示嗜酸性粒细胞比例升高，肺部 CT 提示双肺炎症，需考虑该病，完善 TORCH、呼吸道感染病原抗体 IgM、IgG、GM 试验、隐球菌荚膜抗原、曲霉菌荚膜抗原，痰找抗酸杆菌、结核杆菌 DNA、流行性出血热、钩端螺旋体等特殊病原体检查协助诊断。

(2) 自身免疫性疾病：如结缔组织病，可出现发热、贫血、关节疼痛、皮疹、ANA 抗体阳性等，患者表现为发热、曾有关节痛病史，但全身未见皮疹出现，AA+ANA 抗体谱未见异常，暂不排除本病可能，予完善 ANCA 抗体谱、免疫全套、IgE、血清铁蛋白等检查协诊。

(3) 血液相关性发热：患者青年女性，无明显消耗性疾病表现，血常规未见明显异常，考虑该病可能性小，必要时可复查骨穿协助诊疗。

(4) 肿瘤相关性发热：患者青年女性，既往无肿瘤病史，予完善肿瘤标志物及其他影像学检查。

肺癌：此病有刺激性咳嗽、咳痰，可有痰中带血，或原有慢性咳嗽，咳嗽性质发生改变，肺部影像学检查可发现占位病变、阻塞性肺不张或阻塞性肺炎等，该患者有咳嗽，无痰中带血，影像学未见占位性病变，考虑该病可能性小，必要时予纤维支气管镜协助诊疗。

支气管扩张：表现为慢性咳嗽、咳大量脓痰和反复咯血，查体有肺部固定性湿啰音，结合胸部CT，考虑可能性不大。

综上所述，目前原因未明，根据活检肺组织外送至广州病理中心结果，"特发性嗜酸性粒细胞浸润症（肺、胸膜、骨髓）"诊断明确，经激素治疗后复查血常规嗜酸性粒细胞计数明显好转，现患者未再发热，咳嗽、咳痰好转出院。门诊定期随访，目前已痊愈。

（本病例由黄峥慧、陈志新提供）

第5章 临床寄生虫检验

一、粪便寄生虫检查

（一）人芽囊原虫

虫体大小不均，直径4~63μm，多数为6~15μm，多呈圆形，边缘光滑。体外培养有空泡型、颗粒型、阿米巴型和复分裂型4种类型虫体，粪便中常见为空泡型。空泡型虫体呈圆形，直径4~15μm，中央见透亮的大空泡，外围一环形胞质，核数1~4个不等，呈月牙状或块状。颗粒型虫体充满颗粒状物质，活体观察阿米巴型虫体形似溶组织内阿米巴滋养体，形态多变，体内有许多明显的小颗粒物质，移动极缓慢。复分裂型虫体，一个虫体分裂成3个、4个或更多（图5-1）。人芽囊原虫需与阿米巴包囊、吞噬细胞、淀粉颗粒、脂肪球等鉴别。患者粪便外观呈糊状、稀或半稀粪。

（二）蛔虫卵

受精蛔虫卵类圆形或宽椭圆形，卵壳厚而透明，为所有蠕虫卵中最厚者，壳外附有一层棕黄色的蛋白质膜，蛋白质膜常有脱落，因而虫卵的颜色常可深浅不一；卵内为一个未分裂的卵细胞，卵壳与卵细胞之间形成新月形的间隙。

未受精蛔虫卵外形变化较大，常为长圆形或窄椭圆形，与受精蛔虫卵相比，卵壳较薄，

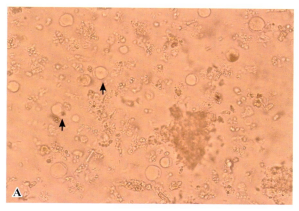

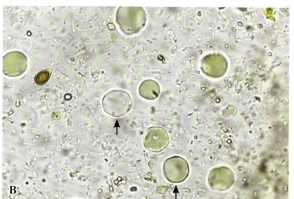

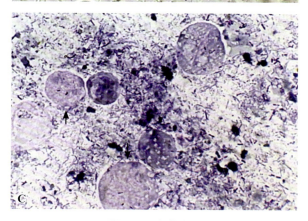

▲ 图5-1　人芽囊原虫

A. 未染色（10×10倍）；B. 未染色（10×40倍）；C. 瑞特-吉姆萨染色（10×100倍）

卵内充满着大小不等的屈光颗粒（图5-2）。

（三）钩虫卵

钩虫卵呈椭圆形，无色透明，大小为（56～76）μm×（35～40）μm，卵壳薄。随粪便排出时，卵内已含4～8个卵细胞，卵壳和卵细胞之间有明显的空隙（图5-3）。若患者便秘或粪便放置过久，卵内细胞可分裂为多个，成为桑葚期，甚至发育为幼虫期。

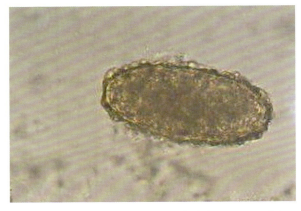

▲ 图5-2 蛔虫卵（未受精，未染色，10×40倍）

（四）华支睾吸虫（肝吸虫）虫卵

肝吸虫卵形似葵花籽，黄褐色，个体较小，长度为27～35μm，宽度为11～19μm；卵的一端较宽，另一端可见明显卵盖，盖上有隆起；卵盖周围增厚有突起而形成肩峰；卵的另一端为钝圆形，并有一小疣状突起；卵壳较厚，卵内含有一个成熟的毛蚴（图5-4）。

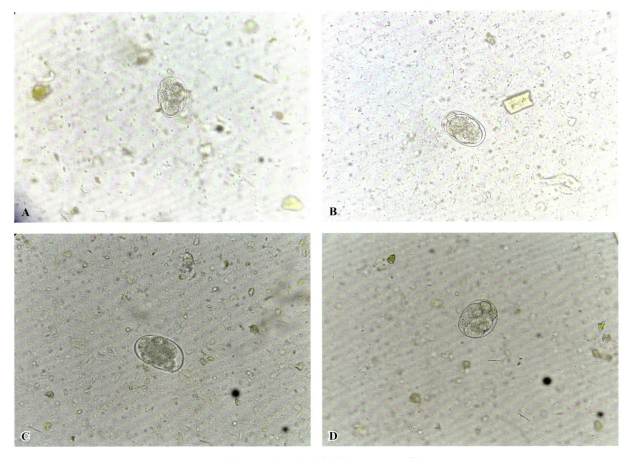

▲ 图5-3 钩虫卵（未染色，10×40倍）

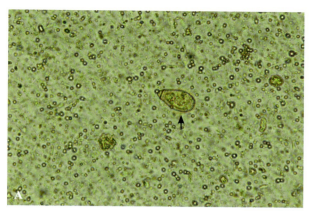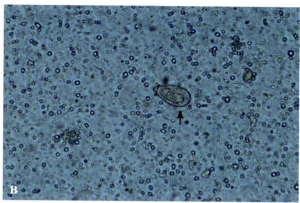

▲ 图 5-4　华支睾吸虫卵（未染色，10×40 倍）

（五）粪类圆线虫

粪类圆形虫为一种兼性寄生虫，生活史包括自生世代和寄生世代，其中自生世代在土壤中进行，寄生世代在人体内进行。在寄生世代中，成虫主要在宿主（如人、狗、猫等）小肠内寄生，幼虫可侵入肺、脑、肝、肾等组织器官，引起粪类圆线虫病。粪类圆线虫在宿主体内的生活阶段包括成虫、虫卵、杆状蚴和丝状蚴。感染者从粪便中排出的是杆状蚴，大小为 0.2～0.45mm，具双球形咽管（图 5-5）。发病过程长。临床症状复杂多样，轻者无症状，重者出现小肠和结肠的溃疡性肠炎，甚至引起患者死亡。

二、血液寄生虫检查

（一）疟原虫

虽然 2021 年 6 月 29 日，世界卫生组织（WHO）正式宣布中国彻底消灭疟疾，成为全世界第 40 个消灭疟疾的国家，但福建地处沿海，华人华侨人口众多，国际商贸往来频繁，每年的输入性病例也不少。常见寄生于人体的疟原虫有间日疟原虫、三日疟原虫、恶性疟原虫、卵形疟原虫和诺氏疟原虫五种。在外周血液中、骨髓或肝脏组织中找到疟原虫即可诊断为疟疾。

疟原虫的基本结构包括胞核、胞质和胞膜。除环状体外，其他各期可见疟色素。血涂片经瑞特 - 吉姆萨染色后，核呈紫红色，胞质为天蓝至深蓝色，疟色素呈棕黄色或棕褐色。

疟原虫在红细胞内分为三个发育期，即滋养体、裂殖体和配子体。

1. 滋养体

当裂殖子侵入红细胞后，虫体胞质较少，中间出现大空泡，胞质呈环状，细胞核位于一侧，形似戒指，即早期滋养体又称为环状体。除恶性疟原虫可在一个红细胞内出现两个环状体外，其他种类的疟原虫大都一个红细胞内寄生一个环状体。

间日疟原虫（图 5-6）和卵形疟原虫（图 5-7）经 8～10h，恶性疟原虫（图 5-8）约经 10h，

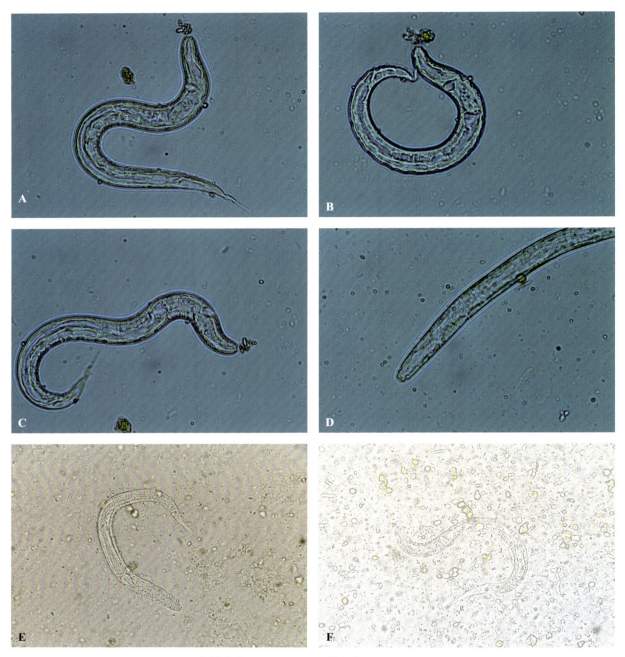

▲ 图 5-5　粪类圆线虫（未染色，10×40 倍）

可见粪类圆线虫头部（D）和尾部（E）

三日疟原虫约经 24h，环状体继续发育，虫体增大，伸出伪足，胞质中出现少量疟色素，随着虫体发育，疟色素增多，伪足活动增加，出现多种形态，虫体有 1 个或 2～3 个空泡，称为晚期滋养体。感染的红细胞胀大可达 1 倍，颜色变淡，并出现能染成淡红色的小点，称薛氏小点。恶性疟原虫的早期滋养体在外周血液中经十数个小时的发育，逐渐隐匿于各种器官组织的毛细血管中，继续发育成滋养体。

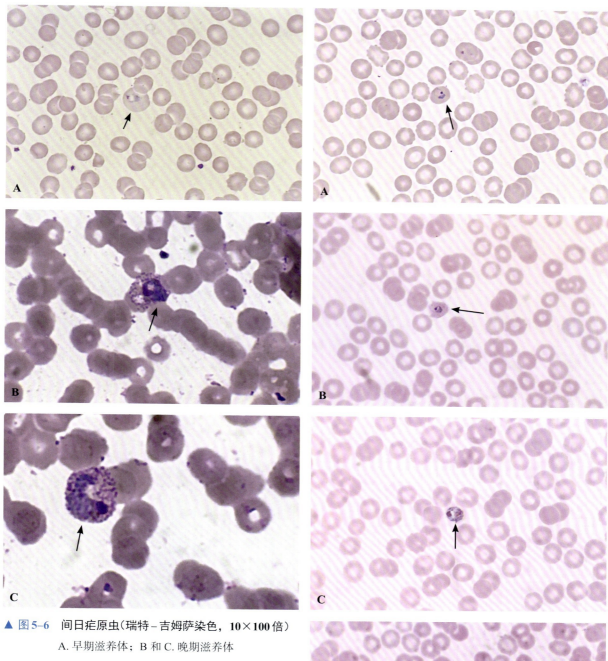

▲ 图 5-6　间日疟原虫（瑞特 - 吉姆萨染色，10×100 倍）

A. 早期滋养体；B 和 C. 晚期滋养体

2. 裂殖体

间日疟原虫晚期滋养体发育成熟，虫体变圆，胞质内空泡消失，核开始分裂，称为未成熟裂殖体。虫核分裂，胞质随之分裂，疟色素集中，形成裂殖子，称为成熟裂殖体（图 5-9）。间日疟原虫的成熟裂殖体充满红细胞，形成 12～24 个裂殖子。裂殖子长约 1.5μm，宽约

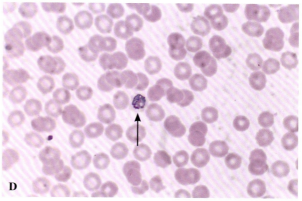

▲ 图 5-7　卵形疟原虫（瑞特 - 吉姆萨染色，10×100 倍）

A 和 B. 早期滋养体；C 和 D. 晚期滋养体

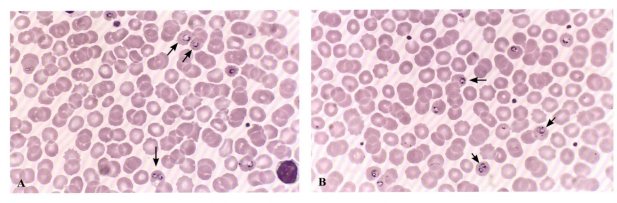

▲ 图5–8　恶性疟原虫的早期滋养体（瑞特－吉姆萨染色，10×100倍）

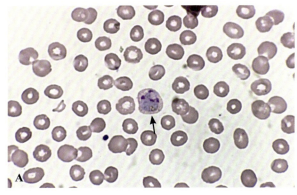

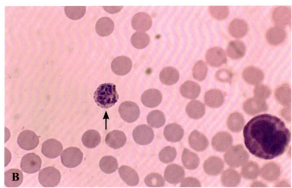

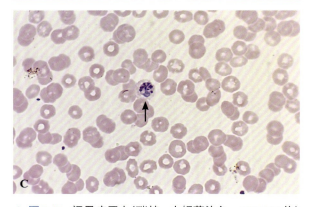

▲ 图5–9　间日疟原虫（瑞特－吉姆萨染色，10×100倍）

A. 裂殖体早期；B和C. 成熟裂殖体

1μm。红细胞在感染后48h左右，形成成熟裂殖体。

卵形疟原虫成熟裂殖体形成裂殖子6～12个，常为8个，疟色素集中于中央或一侧呈棕黄色，被寄生的红细胞不胀大或略大，色较淡，可不规整，边缘不齐。此种在中国罕见，多为输入病例。

3. 配子体

疟原虫经过几次红细胞内裂体增殖，部分裂殖子在红细胞内不再裂体增殖，而发育为雌性配子体或雄性配子体，这是疟原虫有性生殖的开始。间日疟原虫配子体（图5–10）、卵形疟原虫配子体（图5–11）均呈圆形或椭圆形，疟色素均匀分布于虫体内，核1个。雌性配子体胞质致密，色深蓝，虫体较大；核稍小，深红色，多位于虫体一侧。雄性配子体胞质浅蓝而略带红色；核较大，淡红色，多位于虫体的中央。

恶性疟原虫雌配子体呈新月形，两端尖锐，胞质深蓝色，核较小，为1个，深红色，位于中央，疟色素黑褐色，紧密分布于核周围。雄配子体呈腊肠形，虫体较小，胞质浅蓝；核大染色质疏松，淡红色，多位于中央，胞质可见棕褐色或棕黑色疟色素（图5–12）。

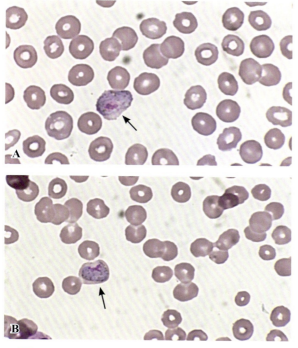

▲ 图 5-10　间日疟原虫配子体（瑞特 – 吉姆萨染色，10×100 倍）

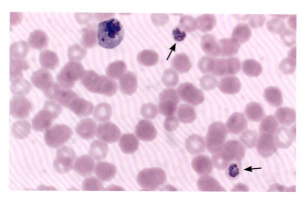

▲ 图 5-11　卵形疟原虫配子体（瑞特 – 吉姆萨染色，10×100 倍）

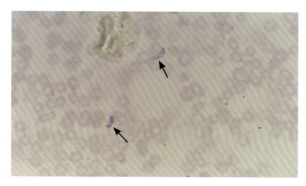

▲ 图 5-12　恶性疟原虫配子体（瑞特 – 吉姆萨染色，10×100 倍）

（二）巴贝虫

巴贝虫原虫是寄生于哺乳动物和鸟类等脊椎动物红细胞内的蜱媒原生动物（图 5-13）。最常见的病原体是田鼠巴贝虫，田鼠是主要的自然保虫宿主，成虫蜱有时也将巴贝虫传给人。巴贝虫进入红细胞后发育成熟，然后进行无性繁殖。被感染的红细胞破裂，释出原虫，后者又可进入其他的红细胞。巴贝虫病也可经输血传染。

在外周血涂片中，可见于红细胞内和细胞间，一个红细胞内可有多个虫体，多为 1～4 个。虫体大小 1～5μm，圆形、椭圆形、梨形、环形，"四联型"呈马耳他十字排列。红细胞内单个虫体时似疟原虫的小环状体。瑞特 – 吉姆萨染色时，虫胞核呈紫红色或红色，胞质呈蓝色（图 5-14）。血涂片中发现巴贝虫即可确诊，发现马耳他十字排列四分体或大量的红细胞外原虫具很高的诊断价值，血清学试验或 PCR 技术检测血液中巴贝虫 DNA 可作为确诊依据。

人巴贝虫病是由巴贝虫通过蜱类媒介感染所致人兽共患的寄生虫病，急性发病时颇似疟疾，临床以间歇热、脾大、黄疸及溶血等为特征。

（三）锥虫

锥虫（图 5-15）形态为鞭毛体，具多形性的特点，可分为细长型、中间型和粗短型。在吉姆萨染色或瑞特染色血涂片中，虫体胞质呈淡蓝色，核呈红色或红紫色，居中。动基体为深红色点状。波动膜为淡蓝色。

（四）附红细胞体

附红细胞体，简称附红体，是寄生于红细胞表面、血浆及骨髓中的一群微生物（图 5-16）。附红体既有原虫的一些特点，又有立

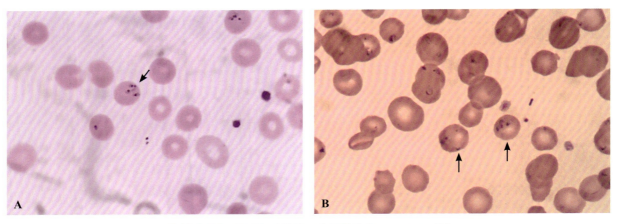

▲ 图 5–13　巴贝虫（瑞特 – 吉姆萨染色，10×100 倍）

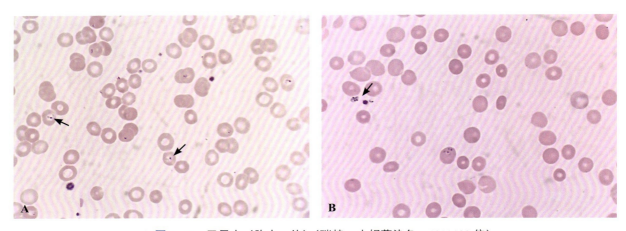

▲ 图 5–14　巴贝虫（胞内、外）（瑞特 – 吉姆萨染色，10×100 倍）

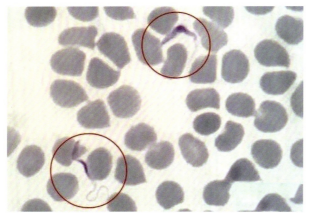

▲ 图 5–15　罗得西亚锥虫（瑞特 – 吉姆萨染色，
10×100 倍）

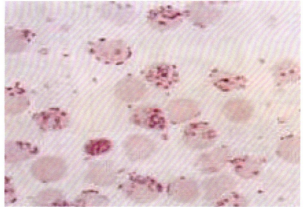

▲ 图 5–16　附红体

克次体的特征。目前归于立克次体目，血液悬液中的附红体呈大小不一、形态多样，多为环形、球形、半月形或卵圆形，少数呈杆状或顿号形。附红体一般直径 0.3～1.0μm，最大可达 1.5μm，在红细胞表面单个或成团存在，链状或鳞片状。红细胞上虫体数多少不等，少则 3～5 个，也可游离于血浆中，多则 15～25 个。悬液中的单个附红体运动活跃，呈翻滚或扭转运动，一旦附在红细胞表面运动即停止。

附红体病是由附红体寄生于多种动物和人的红细胞表面、血浆及骨髓等部位所引起的一种人畜共患传染病，该病主要累及猪、羊及啮齿类动物，可由动物感染人，在畜牧业地区发病率较高。通过接触、血液、垂直及昆虫媒介传播，人附红细胞体病的临床表现主要为发热、贫血、黄疸和淋巴结肿大等。

三、寄生虫检验相关病例分析

病例 5-1　非洲旅行被"神秘虫"叮咬患上罕见感染性疾病

【病例概述】

患者，女，福州人，曾于 2017 年 7 月 22 日—8 月 6 日到非洲旅行。半个月的旅程结束后，回到福州出现反复发热、头晕、畏冷、寒战等症状。经另一家三甲医院诊治后无明显效果，转诊至我院感染科。在详细询问病史的过程中，医生了解到该患者在非洲旅行途中不慎被昆虫叮咬（图 5-17），立即意识到该患者可能为罕见感染性疾病，随时会有生命危险，立即予以收治入院。

标本多次送检，锁定可疑目标。

8 月 12 日和 13 日，福建医科大学附属协和医院两次将该患者血液标本送检福建省疾病预防控制中心（CDC），查找特殊病原体。

8 月 14 日 9:20，福建省疾病预防控制中心反馈已从外周血找到锥虫（图 5-18）。

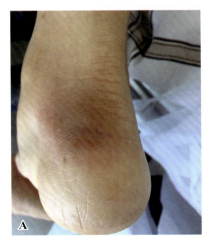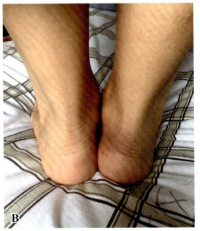

▲ 图 5-17　锥虫下疳

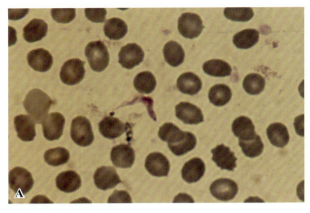
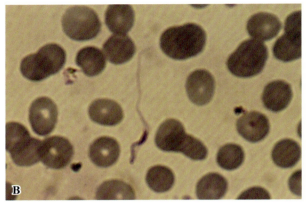

▲ 图 5-18　外周血涂片罗得西亚锥虫

8月14日10:59，协和医院再次将该患者血液标本送检福建省疾病预防控制中心，以明确锥虫类型。

8月14日15:35，协和医院对该患者行腰椎穿刺，取出脑脊液送检福建省疾病预防控制中心，以明确是否中枢受累。

8月15日9:00，福建省疾病预防控制中心反馈在该患者的外周血涂片找到了感染的"元凶"——锥虫，而在脑脊液中未检出。感染科负责人要求将标本进一步送检上海复旦大学附属华山医院感染科的二代测序平台以确诊及分型，同时送检血样至中国疾病预防控制中心寄生虫预防控制所。

经中国疾病预防控制中心寄生虫预防控制所研究员确认，该患者标本中呈罗得西亚锥虫抗体阳性，随时有猝死的风险！

【病例分析】

明确诊断是成功救治的关键。罗得西亚锥虫病只见于非洲地区，国内医院没有常备药物，所有药物均需世界卫生组织调配。时间就是生命，每一分每一秒对能否抢救成功都至关重要。患者家属及朋友去往香港购买药物喷他脒并带回，8月15日22:41，通过静脉输液通路给予患者喷他脒进行治疗。该患者体温有所下降，但肝功能未见好转。世界卫生组织开通国际救援"绿色通道"，于8月16日调拨特效药物苏拉明，由专人携带坐飞机从日内瓦直飞北京，再由患者家属从北京带回福州。特效药物从日内瓦到协和医院感染科病房仅用了1天时间，若通过邮件、海关手续至少需要10天，这为成功抢救争取到宝贵的时间。

8月17日14:44，特效治疗药物到达北京，并传回药品的英文说明书。

8月18日16:58，苏拉明测试剂量使用。

8月20日16:58和8月24日16:58，给予两次苏拉明治疗。

8月25日，该患者体温正常，肝功能大致正常，顺利出院。

急性罗得西亚锥虫病，特别是发热时，采外周血或组织液，用湿标本或吉姆萨染色可找到病原体。该患者在8月10日、13日、14日的清早送检过血常规标本，14日清早还增加血检疟原虫，但我们均没有检出锥虫，在得知CDC检出锥虫后，我们再次找出存留的血涂片全面细致观察，仍然没有发现锥虫。可能是因为锥虫血症的高峰只持续 2～3 天，在外周血中虫体浓度高的时间是 10:00—12:00，而我们院内标本清早采血时间多为 5:00—7:00，外送 CDC 的标本采血时间多为 9:00—11:00 有关系。标本多次送检，也是该患者能及时检出病原体的关键所在。

【总结与体会】

患者从进入感染科病房，到明确诊断，到世界卫生组织总部药品拨发审批，到特效药物从日内瓦空运至福州，最终用药治疗患者，经过规范治疗，该患者体温降至正常，肝肾功能好转。整个过程惊心动魄，医患站在同一战线，共同从死神手中抢夺时间，战胜病魔。此次抢救的成功，既得益于医生的努力，与患者及家属对医生的信任分不开。从我院、福建省疾病预防控制中心、中国疾病预防控制中心及世界卫生组织的高效救治使该患者重获新生，患者感受到了国家对人民群众健康的重视，也感受到医生团队的团结、努力和钻研精神，感激之情无以言表。

如果是冈比亚型锥虫病，一般很难找到病原体，于早期下疳或肿大淋巴结（如颈后结节）穿刺吸取液，可能找到病原体，厚血涂片或血浓缩、骨髓涂片及脑脊液离心后检测有可能阳性。锥虫病患者均须进行脑脊液检测，因治疗方案取决于是否患有脑膜脑炎，此时脑脊液压力经常增加，细胞数特别是淋巴细胞增加，蛋白质轻度增加而 IgM 明显增加，离心脑脊液可能找到病原虫。

显微镜检查发现锥虫是诊断锥虫病的金标准，但它的检出率低。免疫学诊断试验最常用的是以间接免疫荧光抗体法（IFAT）和酶联免疫吸附试验（ELISA）检测特异性抗体，常用于筛选，特别是大规模的普查，但治疗前必须查找病原体。也可用单克隆抗体 ELISA 检测患者血清或脑脊液的锥虫抗原。近年来，国际上推广使用聚合酶链式反应（PCR）和环介导等温扩增技术（LAMP）来扩增标本中病原体的核酸，以提高诊断的阳性率。

近年来，随着"一带一路"建设的推进，中国扩大和深化对外开放，与亚欧非及世界各国的交流及合作增多，福建地处开放沿海，出国归来人员也带回了很多国内罕见的感染性疾病，对临床诊断提出了更高的要求。

（本病例由刘青、王梅华提供）

病例 5-2　偶遇恶性疟原虫

【病例概述】

患者，男，43 岁，主诉畏冷，发热 3 天，2019 年 7 月 7 日来我院门诊就诊，抽血查血常规。血常规结果：白细胞计数 7.19×10^9/L、中性粒细胞百分比 85.4%、淋巴细胞百分比 11.00%、血红蛋白 166.0g/L、血小板计数 73×10^9/L。由于血小板减低，触犯了本实验室的血常规复检规则（血小板 $< 100 \times 10^9$/L），故推片显微镜人工镜检。油镜下见大量疟原虫环状体，环较小，约占红细胞的 1/5，环状体的虫核较为致密，有 1～2 个（图 5-19，图 5-20）。且在个别红细胞内见同时存在 2 个环状体，疑似感染恶性疟原虫。与患者沟通是否去过非洲或印度等热带地区的国家，患者自诉近期刚从非洲回来。

当天该患者转至专科医院治疗，随访得知该患者的恶性疟原虫乳酸脱氢酶阳性，结合血涂片镜

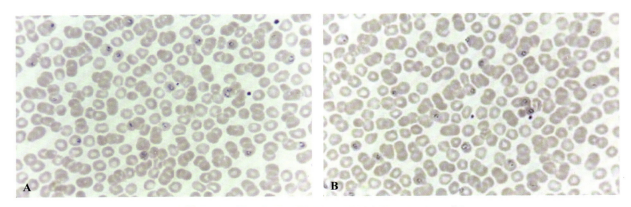

▲ 图 5-19　恶性疟原虫环状体（瑞特染色，10×100 倍）

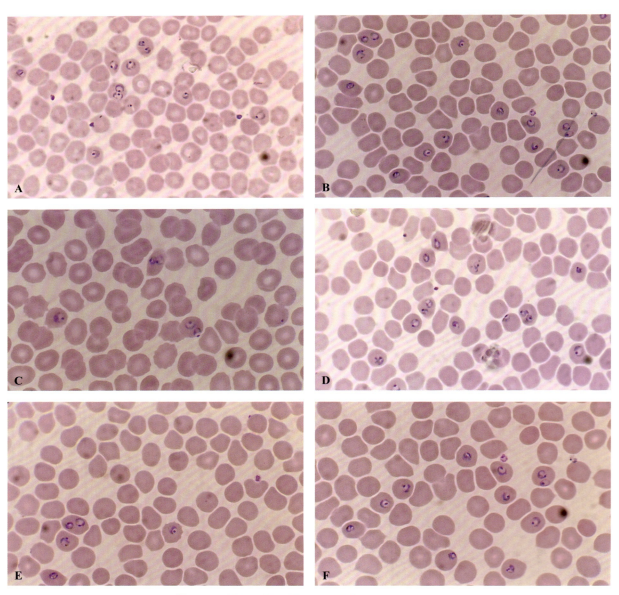

▲ 图 5-20　恶性疟原虫环状体（瑞特染色，10×100 倍）

检报告，诊断为恶性疟原虫病。

【病例分析】

该患者由于血小板计数的减少进行推片显微镜检查，意外发现了恶性疟原虫感染，使患者得到及时的治疗。恶性疟原虫的特点：恶性疟原虫环状体纤细，约等于红细胞直径的 1/5，核为 1 个，2 个也很常见；一个红细胞内可含有 2 个以上虫体。血小板减少症是疟疾感染期间最常见的并发症，也是较早的血象改变。在印度马尼帕尔的一个研究中心数据，感染间日疟原虫的 116 例患者中有 105 例出现血小板减少，37 例感染恶性疟原虫，有 32 例出现血小板减少，且在疟原虫感染中，血小板计数降低可以作为病情严重程度的指标。目前关于疟原虫感染导致血小板减少的机制尚不清楚，但大量的研究表明了疟疾中血小板减少可能与免疫介导、血小板吞噬、氧化应激增加、血小板聚集等相关。

疟疾是由疟原虫感染引起的血液系统寄生虫病，在大多数热带国家，疟疾是一个严重的公共卫生问题。主要是由按蚊叮咬人体而传播的，发病高峰期常在夏秋季节。寄生在人体的疟原虫主要有 4 种，即间日疟原虫（Plasmodium vivax，PV）、恶性疟原虫（Plasmodium falciparum，PF）、三日疟原虫（Plasmodium malariae，PM）、卵形疟原虫（Plasmodium ovale，PO）。近些年来，我国主要以恶性疟原虫和间日疟原虫较为常见，大多数是非洲等地的输入性疟疾。

【总结与体会】

在检验科的日常工作中，我们得到的患者病史资料并不多，比如该患者的检验申请单上医生的诊断中写着"健康查体"。为了避免漏检、误检，我们应该认真对待每一份复查的标本，严格遵守实验室的复检规则，做到精准检验。此外，检验工作者应该提到自己的诊断水平，扎实形态学的基本功，不能完全依靠自动化的仪器而忽视了经典的人工显微镜在形态学监测的重要性。

（本病例由何芸提供）

病例 5-3　海岛老乡钩虫病

【病例概述】

患者 A，女，59 岁，主诉右下腹疼痛 1 周。入院前 1 周，患者无明显诱因出现右下腹疼痛，呈持续性闷痛，疼痛无明显他处放射，感畏冷，自觉发热（体温未测），无恶心、呕吐，无腹胀、腹泻，无反酸、嗳气等，于外院输液治疗，腹痛无明显好转。为进一步治疗，2020 年 6 月 28 日就诊我院，门诊行全腹 CT 及相关实验室检查后拟"急性阑尾炎"收住入院。发病以来患者饮食、睡眠欠佳，小便正常，大便未解。

血常规：白细胞计数 5.21×10^9/L、嗜酸性粒细胞百分比 15.9%、血红蛋白 79g/L、MCV 82.9。

铁代谢：铁 3.7μmol/L（9.0～27.0μmol/L）、血清总铁结合力 62.8μmol/L（54.0～77.0μmol/L）、不饱和铁结合力 59.1μmol/L（25.0～55.0μmol/L）、运铁蛋白饱和度 5.9%（20.0%～55.0%）、铁蛋白 6.5μg/L（11.0～306.8μg/L）、促红细胞生成素 140.45mU/ml（2.59～18.50mU/ml）。

粪便检查：OB 阳性，检出钩虫卵。

患者 B，女，79 岁，主诉反复黑粪 10 余天，头晕 2 天，于 2020 年 7 月 26 日门诊以"急性上消化道出血"收治入院消化科。

血常规：嗜酸性粒细胞百分比 12.3%，血红蛋白 76g/L。

粪常规：OB 阳性，检出钩虫卵。

患者 C，男，78 岁，主诉反复头晕十余年，活动后气促 3 个月，于 2020 年 7 月 27 日门诊以"高血压病"收入院心血管科。

血常规结果：嗜酸性粒细胞百分比 14.1%，血红蛋白 98g/L。

粪常规：OB 阳性，检出钩虫卵。

患者 D，女，79 岁，患者 C 之妻，来医院照顾患者 C，也让其留取了粪便标本。

血常规结果：嗜酸性粒细胞百分比 13.1%，血红蛋白 108g/L。

粪常规：OB 阳性，检出钩虫卵。

患者 E，男，72 岁，主诉吞咽困难 1 个月，于 2020 年 7 月 31 日门诊以"吞咽困难"收治入院消化科。

血常规结果：嗜酸性粒细胞百分比 13.4%，血红蛋白 103g/L。

粪常规：OB 阳性，检出钩虫卵。

钩虫卵呈长椭圆形，大小为（56～76）μm×（35～40）μm，卵壳薄，卵壳与卵内的卵细胞有较明显的空隙。新鲜的粪便中的钩虫卵一般含有 2～8 个卵细胞，倘若患者有便秘或者粪便放置的时间过久且温度较高，钩虫卵会自行分裂为多细胞期和桑葚期，甚至破壳而出，发育为第一期杆状蚴。形态学检查结果见图 5-21。

【病例分析】

在 1 周内本科室发现多例钩虫病患者，其中有 2 例患者是夫妻，查询检出钩虫的患者居住地，发现有 3 位患者居住在平潭县澳前镇，且年纪都比较大。遂决定对澳前镇展开小范围的粪便常规检查。联系当地卫生院的检验科，查询近两年澳前镇老年人体检的血常规报告单，联系嗜酸性粒细胞百分比有升高，或者有贫血的体检者。我们在当地村长的帮助下联系了 30 名居民，对其进行粪便常规和粪便 OB 检测，在澳前镇检出钩虫卵的有 13 例，与此同时平潭县苏澳镇卫生院的检验科也检出钩虫卵 8 例。另外，在协和平潭分院检验科同事和平潭县各个卫生院的支持帮助下，2020 年 8 月 1—31 日，共检出 32 例钩虫卵。由于我们是从卫生院的老年人体检中筛查出检验对象，检出钩虫卵的年龄多为七八十岁患者。

检出钩虫卵的 32 例患者中，大多是由于嗜酸性粒细胞百分比的升高和不同程度的血红蛋白的降低，引起了我们的关注，并且大部分患者的粪便 OB 阳性，也存在血红蛋白正常和粪便 OB 阴性者。钩虫的成虫（图 5-22）在吸血时，常常会更换咬啮部位，而原伤口仍持续流血，因此患者常常处于失血状态。钩虫对宿主的主要致病作用是会造成宿主慢性失血，表现为缺铁性贫血、低色素小细胞性贫血。在 32 例患者中，大多有不同程度的贫血，有的甚至达到重度贫血。

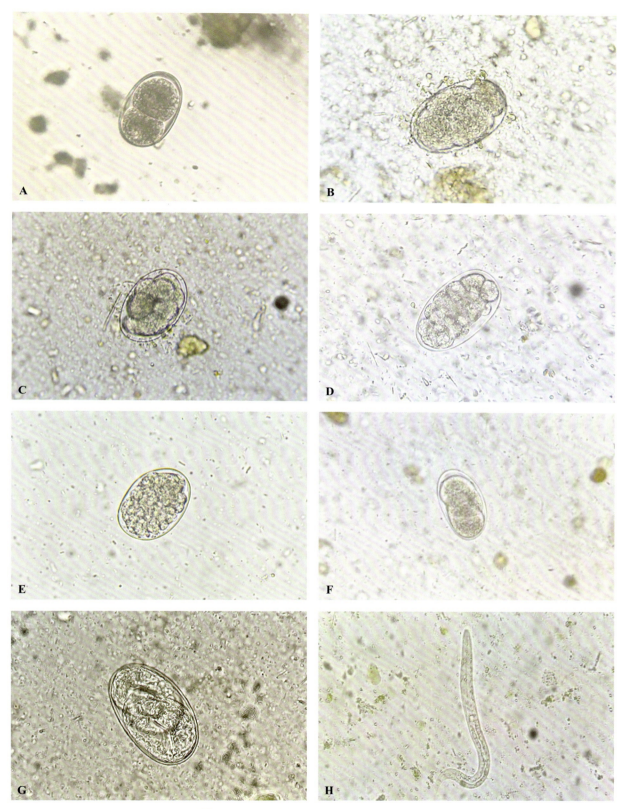

▲ 图 5-21　钩虫卵的发育（未染色，10×40 倍）

A. 两个卵细胞（图片由福建平潭苏澳镇卫生院陈晓芳提供）；B. 四个卵细胞；C. 八个卵细胞；D. 十六个卵细胞；E. 桑葚期；
F. 幼虫转换期；G. 幼虫；H. 第一期杆状蚴

【总结与体会】

依据体检血常规结果为线索，嗜酸性粒细胞升高和贫血的患者，或者仅是嗜酸性粒细胞比例升高的患者成为我们的筛检对象。在不到 100 人的筛检对象中，我们筛检出来 32 例有钩虫卵的患者。在筛检过程中，粪便 OB 阳性也是一个很重要的提示。另外，镜检中的夏科 - 莱登结晶，是粪便中的寄生虫的"指南针"，为无色或者浅黄色两端尖而透明具有折光性菱形结晶，大小不一（图 5-23）。可能是嗜酸性粒细胞和嗜碱性粒细胞的裂解后颗粒相互融合形成。夏科 - 莱登结

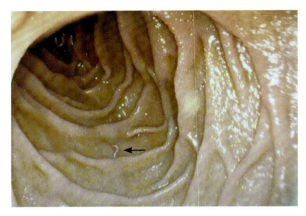

▲ 图 5-22 腔内镜下可见位于十二指肠降部的钩虫成虫虫体

图片由福建医科大学附属协和医院平潭分院消化内科提供

晶常见于肠道溃疡，尤以阿米巴感染粪便中最易检出。过敏性腹泻及钩虫病患者粪便亦常可见到。

由于粪便常规的镜检（虫卵）容易漏检，检验工作者在平时工作中应结合血常规的结果和粪便 OB 的结果，对于可疑的样本多涂片多看。另外，为了提高我们的检出率，每一份可疑的样本我们都进行了饱和盐水浮聚法，取粪便约 1g 置于日立生化仪样本杯中，加入少量饱和盐水，充分搅匀后加入饱和盐水至液面稍凸出于瓶口而不溢出。在瓶口覆盖一洁净载玻片，静置 15～20min，将载玻片垂直提起并迅速翻转向上，镜检（图 5-24 和图 5-25）。在临床检验工作中，很多患者只进行了一次粪便检查，存在一定的漏检率。在此次钩虫小规模的筛查工作中，有的患者是在涂了多张涂片后或通过饱和盐水浮聚法才找到钩虫卵，还有的患者是在送检的第二次才发现有钩虫卵。为了提高寄生虫虫卵的检出率，对于怀疑有寄生虫感染的患者，应采取多次送检，可连续送检 3 天。

值得注意的是，在筛检出来的有钩虫卵的患者中，大部分粪便性状是正常的，软便或者是偏硬，有的患者还存在便秘，这可能与患者高龄有关，但也不排除与钩虫感染相关。钩虫虫体有 3 组单细胞腺体，其中前部的头腺会分泌抗凝素和乙酰胆碱酯酶，乙酰胆碱酯酶会降低宿主肠壁的蠕动，这可能导致患者便秘。所以，在日常工作中，面对正常性状的粪便也应认真仔细镜检，不可放

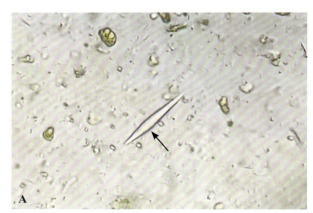

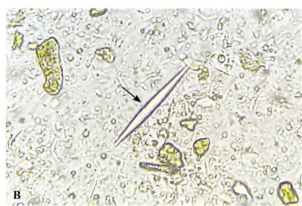

▲ 图 5-23 夏科 - 莱登结晶（未染色，10×40 倍）

松警惕。在我们确诊的 32 例患者中，有 3 对是夫妻，还有个别是邻居，且这些患者大多是有下地干活时喜欢光脚赤手干农活的习惯。这也给我们一个提示，本病的流行与自然环境、作物种植、生产方式及生活习惯等有着密切的关系。要改善钩虫病的流行，要从改善水质、环境卫生和个人卫生等方面入手，需要社会共同努力。

（本病例由何芸提供）

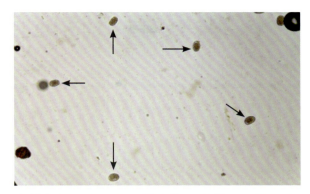

▲ 图 5-24　钩虫卵（饱和盐水浮聚法，未染色，10×10 倍）

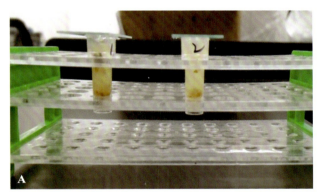

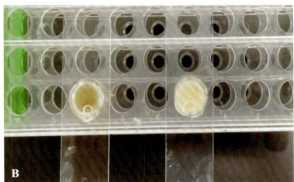

▲ 图 5-25　饱和盐水浮聚法示意

第6章 临床微生物形态学检验

一、临床细菌形态学检查

1. 淋病奈瑟球菌

淋病奈瑟球菌俗称淋球菌，为严格的人体寄生菌，常存在于急性尿道炎与阴道炎的脓性分泌物的白细胞中。其形态学检查主要是采取泌尿生殖系统的脓性分泌物涂片，革兰染色，镜检。如在中性粒细胞中发现革兰阴性双球菌（图6-1），则有诊断价值，必要时进行分离培养。

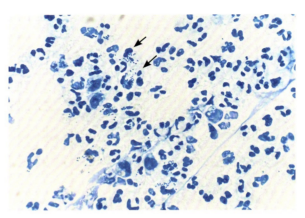

▲ 图6-1　中性分叶核粒细胞内的革兰阴性双球菌（亚甲蓝染色，10×100倍）

淋球菌感染可引起泌尿生殖系统疾病，是常见的性传播疾病之一，俗称淋病。临床表现以尿道炎、宫颈炎多见，典型症状是排尿困难、尿频、尿急、尿痛、排出黏液或脓性分泌物等。可侵犯眼睛、咽部、直肠和盆腔等处，也可血行播散性感染。

2. 藤黄微球菌

藤黄微球菌属于微球菌科、微球菌属，革兰阳性球菌，呈四联、八叠样或团块状排列（图6-2）。好氧或兼性厌氧菌属。藤黄微球菌

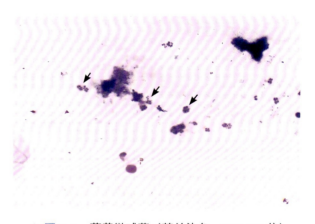

▲ 图6-2　藤黄微球菌（革兰染色，10×100倍）

为条件致病菌，免疫功能低下者易感染，可引起导管相关性感染、局部组织感染及菌血症等。

3. 链球菌

链球菌呈球形或卵圆形，直径0.6～1.0μm，多数呈链状排列，短者由4～8个细菌组成，长者由20～30个细菌组成，链的长短与菌种及生长环境有关（图6-3）。可采取脓汁、咽拭、分泌物等直接涂片镜检，革兰染色，镜下发现革兰阳性呈链状排列的球菌，即可初步诊断。

链球菌广泛存在于自然界和人及动物粪便和健康人鼻咽部等，可引起各种化脓性炎症、猩红热、丹毒、新生儿败血症及链球菌变态反应性疾病等。

4. 结核分枝杆菌

结核分枝杆菌的菌体细长略带弯曲的杆菌，大小为（1～4）µm×0.4µm（图6-4）。分枝杆菌属的细菌细胞壁脂质含量较高，约占干重的60%，包围在肽聚糖层的外面，可影响染料的穿入。分枝杆菌一般用齐－内抗酸染色法（见第1章），分枝杆菌呈红色，而其他细菌和背景中的物质为蓝色。此菌无芽胞、无鞭毛。

5. 非结核分枝杆菌

非结核分枝杆菌也叫抗酸菌，因为此类细菌在抗酸染色中能抵抗酸性酒精的脱色作用，可以被染成红色（图6-5）。非结核分枝杆菌是指除结核分枝杆菌复合群和麻风分枝杆菌以外的分枝杆菌，原称为非结核分枝杆菌。其特性有别于结核分枝杆菌，如对酸、碱比较敏感；对常用的抗结核菌药物较耐受；生长温度不如结核杆菌严格；多存在于环境中，为条件致病菌，可因引起结核样病变；抗原与结核分枝杆菌有交叉反应，有一定致病性。

二、临床真菌形态学检查

1. 新型隐球菌
具体见第4章。

2. 白假丝酵母菌
具体见第4章。

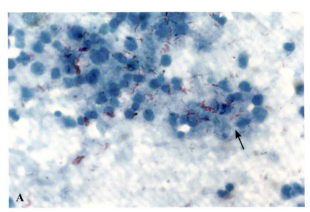
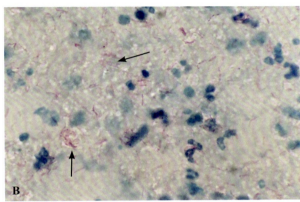

▲ 图6-4　结核分枝杆菌（齐－内抗酸染色，10×100倍）
A.痰液；B.胰周穿刺液

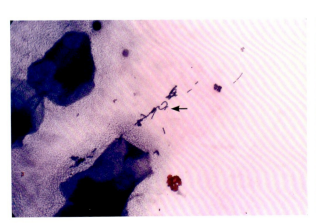

▲ 图6-3　链球菌（革兰染色，10×100倍）

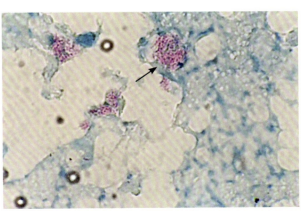

▲ 图6-5　非结核分枝杆菌（齐－内抗酸染色，10×100倍）

3. 马尔尼菲青霉

马尔尼菲青霉，也称马尔尼菲篮状菌（Talaromyces marneffei，TM），是条件致病性真菌，主要感染免疫缺陷人群，尤其是艾滋病（AIDS）患者，可引起马尔尼菲青霉病。该病是我国南方地区和东南亚国家 AIDS 患者最常见的机会性真菌感染疾病，其为双相菌，在沙保罗培养基 25℃条件下生长慢，表面呈绒毛样，灰色或粉红色，也可呈红色弥漫到整个培养基。显微镜下可见典型帚形枝，双轮生，散在，有 2~7 个梗基，其上有 2~6 瓶梗，较短而直，瓶身较膨大，梗颈短直，可见单瓶梗，直接从气中菌丝长出，其顶端有单链分生孢子。如将该培养基置 37℃，均呈酵母样型。初为淡褐色膜样、湿润、平坦的菌落，继而产生红色色素。镜检为圆形或椭圆形酵母孢子。有时可见与活检组织中所见相同的酵母样细胞（图 6-6 和图 6-7）。

4. 曲霉菌

曲霉菌是一种常见的条件致病性真菌（图 6-8），引起人类疾病常见的有烟曲霉菌和黄曲霉菌。曲霉菌存在于土壤、空气、植物、动物及飞鸟的皮毛，也常见于农田、马棚、牛栏、谷仓等处，可寄生于正常人的皮肤和上呼吸道，为条件致病菌。一般正常人对曲霉菌有一定的抵抗力，不会致病。曲霉菌病大多为继发性，当机体抵抗力降低时，病原菌可经皮肤、黏膜损伤处或呼吸道吸入，进而可通过血液循环到全身的组织或器官而致病。过敏体质患者吸入曲霉菌孢子可触发 IgE 介导的变态反应而产生支气管痉挛。

5. 镰刀菌属

镰刀菌属又称镰孢霉属，镰刀菌属无性时期，原属于半知菌亚门、瘤座菌目。有性时期，为子囊菌亚门，有性态常为赤霉属。

镰刀菌属菌种镜下可见菌丝有隔，分生孢子梗分枝或不分枝。分生孢子有两种形态，小型分生孢子卵圆形、腊肠形、逗点形、柱形等，有 1~2 个隔膜；大型分生孢子镰刀形、纺锤形、披针形或长柱形，有较多的横隔。该菌种 25℃下孵育，在 PDA 培养基上，气生菌丝生长良好，棉絮状，低平，或蛛丝状，稍高。培养初期多为白色绒毛样菌落，后期变为黄、褐、白、蓝、绿或它们之间颜色转换（图 6-9 和图 6-10）。

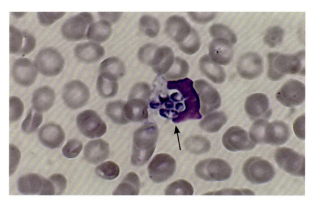

▲ 图 6-6　外周血中性粒细胞吞噬马尔尼菲青霉（瑞特染色，10×100 倍）

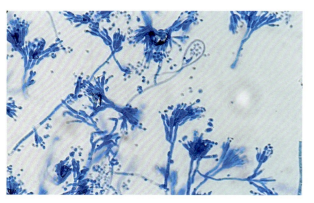

▲ 图 6-7　马尔尼菲青霉（25℃，48h，酚棉蓝染色，10×40 倍）

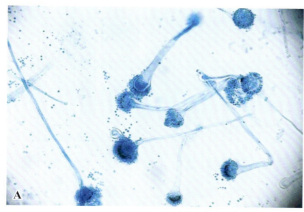

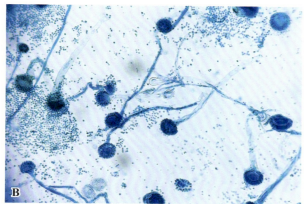

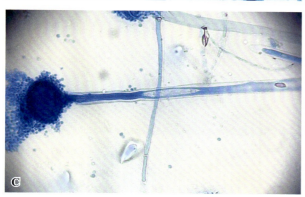

▲ 图 6-8　曲霉菌（酚棉蓝染色，10×40 倍）

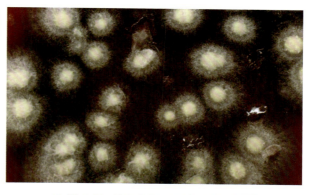

▲ 图 6-9　镰刀菌属，白色绒毛样菌落

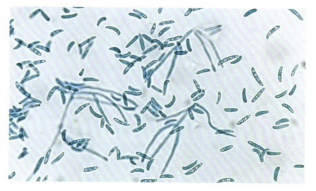

▲ 图 6-10　镰刀菌属（酚棉蓝染色，10×40 倍）

三、临床微生物形态学检验相关病例分析

病例 6-1　获得性免疫缺陷综合征合并马尔尼菲青霉感染

【病例概述】

患者，男，23 岁，因突发腹痛，且呈进行

性加重，强迫体位，收治急诊科。

血常规：白细胞计数 3.42×10^9/L，血红蛋白 126g/L，血小板 32×10^9/L。

生化指标：丙氨酸氨基转移酶 164U/L，天冬氨酸氨基转移酶 496U/L，尿素 9.8mmol/L。

出凝血指标：D – 二聚体 > 12.02μg/ml，活化部分凝血活酶时间 42.6s。

其他检查：HIV 抗原抗体初筛阳性；降钙素原 7.727ng/ml。

图 6-11 示外周血细胞形态。

【病例分析】

外周血涂片细胞外或被中性粒细胞吞噬的马尔尼菲青霉孢子，大小为（2～3.5）μm×（4～10）μm，菌体两端钝圆，形态多样，呈圆形、椭圆形、腊肠形及马蹄形；有 1～2 个以上紫红色胞核；胞质淡蓝色，中间易见不着色横隔。横隔、腊肠形孢子、桑葚状细胞是马尔尼菲青霉的主要特征。

血液标本病原学培养见图 6–12 至图 6–15。

马尔尼菲青霉为双相菌，25℃和37℃培养条件下均有菌落生长。37℃培养为酵母样菌落，呈

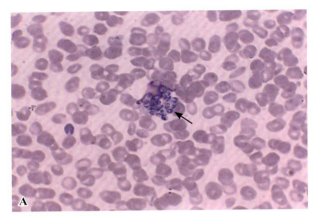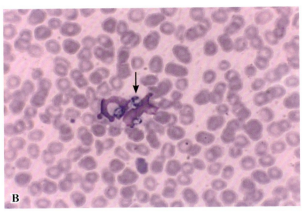

▲ 图 6–11　外周血中性粒细胞吞噬马尔尼菲青霉（瑞特染色，10×100 倍）

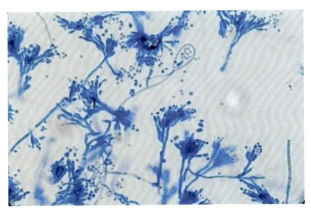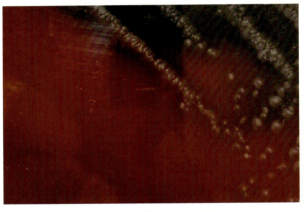

▲ 图 6–12　马尔尼菲青霉（帚状菌）血培养（酚棉蓝染色，10×40 倍）

▲ 图 6–13　马尔尼菲青霉血平板菌落（35℃，48h）

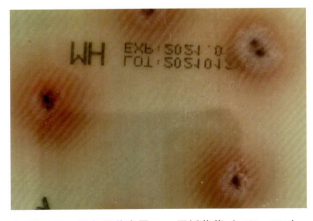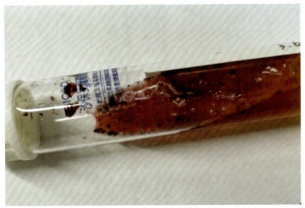

▲ 图 6–14　马尔尼菲青霉 MH 平板菌落（35℃，72h）

▲ 图 6–15　马尔尼菲青霉沙保罗培养基菌落（25℃，72h）

白色、湿润、凸起、似蜡样。25℃培养为霉菌样，菌落表面呈绒毛状，周围可见酒红色色素，显微镜下见分枝、分隔的菌丝和典型帚状枝，真菌菌种鉴定为马尔尼菲青霉。

【总结与体会】

(1) 本病缺乏特征性表现，且临床少见，极易漏诊和误诊。

(2) 对不明原因的发热，伴有血细胞进行性下降，皮疹，肝、脾及淋巴结肿大等表现的患者，外周血、骨髓形态学发现吞噬细胞增多时，应高度警惕，需仔细观察吞噬细胞内有无病原体，并需与荚膜组织胞浆病相鉴别。外周血、骨髓形态学发现可为疾病早发现、早治疗、改变患者预后提供关键证据信息。

(3) 鉴于 TM 感染病情进展较快、预后差，早期诊断与早期抗真菌治疗非常重要。该病例及时转送专科医院救治，后病情稳定。

（本病例由林秋提供）

病例 6-2　浓缩法痰涂片抗酸杆菌阳性肺病

【病例概述】

患者，女，50 岁。患者于 2018 年 3 月 30 日晚上因咳嗽、咯血就诊我院急诊科，缘于 3 天前无明显诱因出现咳嗽，伴咳痰，痰量一般，色白，伴流清涕，在流感季节，未重视，未诊治。当天上午无明显诱因出现咯血，量约 20ml，色鲜红，无血凝块，未诊治；晚上再发咯血，量多，总量约 50ml，色鲜红，无血凝，无胸闷痛，无气促等不适。

肺部 CT 提示：①纵隔淋巴瘤术后（20 年前）；②双肺下叶炎症；③双侧胸膜增厚。

急诊血常规：白细胞 4.69×10^9/L，中性粒细胞 54.8%，血红蛋白 123g/L，血小板 172×10^9/L。

急诊生化：肝功能、肾功能、心肌酶谱、电解质未见明显异常。

凝血筛查：D - 二聚体 0.41μg/ml，APTT、PT、FIG、TT 均未见异常。给予抗感染、止血等处理，症状好转，后转呼吸内科继续予抗感染、止血、化痰等治疗，继续好转。

既往：否认慢性支气管肺炎、支气管扩张、哮喘、糖尿病等相关病史。咽拭子甲型流感病毒 RNA、乙型流感病毒 RNA 检测均（-）；血清乙肝、丙肝、HIV、梅毒抗体均（-）；粪便、尿液常规检查正常。

因 3 月 30 日送检痰标本，浓缩法涂片抗酸杆菌（++）（图 6-15）；4 月 2 日送检痰标本，浓缩法涂片抗酸杆菌（+），但同时送检痰 TB-DNA（-），血清抗结核菌抗体弱阳性，PPD5U 弱阳性，血沉 26mm/h，血清真菌葡聚糖（-），血清半乳甘露聚糖（-），血清新型隐球菌荚膜抗原（-），血清自身抗体谱全部（-），血清肿瘤标记物（-）。

患者 4 月 4 日转往专科医院，予以"HRZE"抗结核治疗，不排除"非结核分枝杆菌肺病可能"。在专科医院四次痰标本，直接涂片抗酸杆菌检查均（-）；在我院 3 次痰一般细菌培养均为正常菌群生长，3 次真菌培养均（-）。

行纤维支气管镜检查，及"肺部增强 CT+ 肺动脉 CTPA"，示左下肺动脉部分分枝肺栓塞，结合相关检查结果，暂未发现活动性肺结核证据，以咯血待查再次转回我院治疗，后经 PET-CT 等相关检查排除淋巴瘤复发。

后续病情稳定好转，予抗感染、溶栓、化痰等治疗，请专科医院会诊，结合非结核分枝杆菌肺病相应治疗，逐渐好转出院。专科医院门诊随访。

形态学图谱见图 6-16。

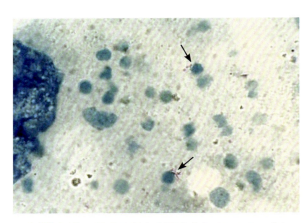

▲ 图 6-16　浓缩法痰涂片抗酸染色（10×100 倍）

【病例分析】

4 月 28 日浓缩法痰涂片抗酸杆菌（－），5 月 3 日浓缩法痰涂片抗酸杆菌（－）；5 月 8 日浓缩法痰涂片抗酸杆菌（＋＋），同时送检痰 TB-DNA（－）。送检专科医院 4 次结核分枝杆菌和非结核分枝杆菌培养。两次培养结果为阴性；5 月 8 日标本培养结果为疑似非结核分枝杆菌，结核分枝杆菌及耐药位点基因芯片法检测结果全部阴性，采用北京某生物公司的非结核分枝杆菌（NTM）菌种鉴定试剂盒，定性检测患者经过分离培养的分枝杆菌分离株，结果为疑似龟 / 脓肿分枝杆菌。

直接涂片法（最常用的方法）：挑取痰标本的脓样、干酪样部 0.05～0.1ml，于脱脂过的干燥、清洁玻片右侧 2/3 处均匀涂抹成约 1.0cm×2.0cm 卵圆形痰膜，然后进行抗酸染色，镜检。

浓缩集菌法：将留取好的痰标本进行消化处理，加入与标本等量（可根据标本的黏稠度调量）的 0.5% 氢氧化钠，振荡数分钟，使标本充分消化。然后 121℃，20min 高压，达到生物安全要求，对检验人员也是防护。高压后标本管每分钟 3000 转，离心 30min，用其沉渣涂片，抗酸染色，镜检。

学者林燕研究结果提示，临床疑似肺结核患者中，直接涂片法找抗酸分枝杆菌的阳性检出率为 3.2%。采用浓缩集菌法，抗酸分枝杆菌的阳性检出率 10.1%。浓缩集菌法的阳性检出率明显高于直接涂片法。分子生物学在 NTM 菌种鉴定上的运用，目前市场上采用较多的是北京某生物等厂家的鉴定试剂盒，可定性检测疑似结核病或非结核分枝杆菌病患者经过分离培养的分离株或直接来源于疑似患者的临床样本中的核酸，可鉴定常见的 17 个种或群。该基因芯片技术采用 DNA 探针固化于支持物表面，然后与标记的样本进行杂交，通过检测杂交信号而对样本中的核酸进行快速、高通量检测。

【总结与体会】

近年来，非结核分枝杆菌病呈快速增长趋势，并逐渐成为威胁人类健康的重要公共卫生问题。非结核分枝杆菌是指分枝杆菌属内，除结核分枝杆菌复合群和麻风分枝杆菌以外的其他分枝杆菌。目前国内外缺少统一、成熟的非结核分枝杆菌病诊疗方案，诊疗经验较少。

非结核分枝杆菌系指除结核分枝杆菌复合群（包括结核分枝杆菌、牛分枝杆菌、非洲分枝杆菌和田鼠分枝杆菌）和麻风分枝杆菌以外的一大类分枝杆菌的总称。迄今为止，共发现 154 种非结核分枝杆菌和 13 个亚种，其中大部分为腐物寄生菌，仅少部分对人体致病，非结核分枝杆菌广泛存在于水、土壤、灰尘等自然环境中。人和某些动物均可感。目前尚没有发现动物传染人及人与人之间传播的证据。Runyon 分类将非结核分枝杆菌分为 4 群，龟 / 脓肿分枝杆菌属于 IV 群（快速生长群）。我国以龟分枝杆菌、戈登分枝杆菌和脓肿分枝杆菌较为常见。非结核分枝杆菌可以侵犯人体肺脏、淋巴结、骨骼、关节、皮肤和软组织等组织器官并可引起全身播散性疾病。近 20 年来，非结核分枝杆菌病的发病率有逐渐上升趋势，这可能与艾滋病流行及很多新技术在临床检测上的运用有关，从而大大提高了非结核分枝杆菌的检出率。非结核分枝杆菌为条件致病菌，非结核分枝杆菌肺病多继发于结构性肺病的基础上，以及免疫功能相对低下的患者。非结核分枝杆菌发病与致病过程与结核病相仿，胸部影像学表现也相似，仅靠临床表现和影像学表现极易误诊，实验诊断学尤其重要。

　　非结核分枝杆菌肺病确诊标准：具有呼吸系统和（或）全身性症状，经放射影像学检查发现有肺内病变，已排除其他疾病，在确保标本无外源性污染的前提下，符合以下条件之一者可做出非结核分枝杆菌肺病的诊断：①非结核分枝杆菌痰培养至少 2 次均为同一致病菌；② 1 次支气管肺泡灌洗液（BALF）中培养非结核分枝杆菌阳性，阳性度 ++ 以上；③ 1 次 BALF 中培养非结核分枝杆菌阳性，抗酸杆菌（AFB）涂片阳性度 ++ 以上；④肺活检有典型分枝杆菌病的病理改变且至少 1 次非结核分枝杆菌培养阳性；⑤肺活检有典型分枝杆菌病的病理改变至少 1 次痰和（或）BALF 中非结核分枝杆菌培养阳性。

　　本病例的诊疗过程得到的一些经验启示：①该患者非结核分枝杆菌肺病的易感因素，可能是进入女性更年期机体免疫系统功能发生变化；或是 20 年前纵隔淋巴瘤接受过肺部放射治疗，引起潜在的肺部结构微小改变。②浓缩法痰涂片抗酸杆菌检查阳性率远高于直接涂片法，能及时提示临床医生对 NTM 肺病的认识和警惕，以便于早诊断、早治疗。③对于 TB-DNA 阴性，但浓缩法痰涂片抗酸杆菌阳性的咯血患者，应高度警惕非结核分枝杆菌肺病可能，需多次结核杆菌和非结核分枝杆菌培养、菌型鉴定及菌种鉴定确诊。④脓肿分枝杆菌对常规抗结核药物大多耐药，疗效差。NTM 侵袭性较结核分枝杆菌弱，人体与病菌可长期共存，但脓肿分枝杆菌等快速生长群分枝杆菌对患者的肺组织及肺功能在短时间内能达到极大的攻击力，甚至危及患者生命。

（本病例由王梅华提供）

参 考 文 献

[1] 王前，郑磊，孙德华. 血细胞形态学诊断图谱 [M]. 2 版. 北京：科学出版社，2021.

[2] 王前，郑磊，孙德华. 临床体液及排泄物形态学检查图谱 [M]. 2 版. 北京：科学出版社，2021.

[3] 段爱军，吴茅，闫立志. 体液细胞学图谱 [M]. 长沙：湖南科学技术出版社，2021.

[4] 李洪文，曹青凤，曾强武. 临床实验室形态学图谱 [M]. 北京：科学技术出版社，2021.

[5] 张时民. 实用尿液有形成分分析技术 [M]. 2 版. 北京：人民卫生出版社，2020.

[6] 姜凤，方美云. 血液系统疾病血细胞形态学图谱 [M]. 北京：人民卫生出版社，2020.

[7] 刘超群，朱凤娇. 特殊体液疾病分析 100 例 [M]. 南昌：江西科学技术出版社，2019.

[8] 龚道元，张时民，黄道连. 临床基础检验形态学 [M]. 北京：人民卫生出版社，2019.

[9] 闫立志. 尿液有形成分图谱新解及病例分析 [M]. 长沙：湖南科学技术出版社，2019.

[10] 吴茅. 浆膜积液细胞图谱新解及病例分析 [M]. 北京：人民卫生出版社，2018.

[11] 丁磊，王青，王剑飚. 临床检验一万个为什么：基础检验分册 [M]. 北京：人民卫生出版社，2018.

[12] 李惊子，李晓政. 尿液有形成分分析的应用进展 [M]. 北京：北京大学医学出版社，2018.

[13] 卢洪洲，钱雪琴，徐和平. 医学真菌检验与图解 [M]. 上海：上海科学技术出版社，2018.

[14] 周庭银，章强强. 临床微生物学诊断与图解 [M]. 上海：上海科学技术出版社，2017.

[15] 郑铁生，李艳. 临床检验医学案例分析 [M]. 北京：人民卫生出版社，2017.

[16] 丁振若，于文彬，苏明，等. 尿液沉渣临床检验图谱 [M]. 郑州：河南科学技术出版社，2017.

[17] 周怀瑜，刘登宇，彭洪娟. 人体寄生虫学彩色图谱 [M]. 西安：西安交通大学出版社，2017.

[18] 王永伦，闵讯. 临床细胞形态学教学图谱 [M]. 北京：科学出版社，2017.

[19] 顾兵，郑立恒，孙懿. 临床体液检验图谱与案例 [M]. 北京：人民卫生出版社，2016.

[20] 顾兵，张丽霞，张建富. 临床血液检验图谱与案例 [M]. 北京：人民卫生出版社，2016.

[21] 刘运德，楼永良. 临床微生物学检验技术 [M]. 北京：人民卫生出版社，2015.

[22] 许文荣，林东红. 临床基础检验学技术 [M]. 北京：人民卫生出版社，2015.

[23] 尚红，张丽霞，郭晓临. 实验诊断学并案、习题及实习指导 [M]. 北京：人民卫生出版社，2015.

[24] 尚红，王毓三，申子瑜. 全国临床检验操作规程 [M]. 4 版. 北京：人民卫生出版社，2014.

[25] 周强. 尿沉渣检验图谱 [M]. 北京：人民军医出版社，2014.

[26] 张时民. 实用尿液有形成分图鉴 [M]. 北京：人民卫生出版社，2014.

[27] 丛玉隆，马骏龙，张时民. 实用尿液分析技术与临床 [M]. 北京：人民卫生出版社，2013.

[28] 王建中，张时民，刘贵建，等，临床检验诊断学图谱 [M]. 北京：人民卫生出版社，2012.

[29] 刘成玉，罗春丽. 临床检验基础 [M]. 5 版. 北京：人民卫生出版社，2012.

[30] 曹跃华，杨敏，等. 细胞病理学诊断图谱及实验技术 [M]. 2 版. 北京：北京科学技术出版社，2012.

[31] 陈东科. 实用临床微生物学检验与图谱 [M]. 北京：人民卫生出版社，2011.

[32] 王霄霞. 外周血细胞形态学检查技术 [M]. 北京：人民卫生出版社，2010.

[33] 李顺义，卢兴国，李伟皓. 实用血液学图谱 [M]. 北京：人民军医出版社，2010.

[34] 吴茅. 常规浆膜积液细胞图谱 [M]. 杭州：浙江科学技术出版社，2008.

[35] 徐国成，韩秋生，王继春. 人体寄生虫学彩色图谱 [M]. 沈阳：辽宁科学技术出版社，2005.

[36] 谭齐贤. 临床血液学和血液检验 [M]. 3 版. 北京：人民卫生出版社，2003.

[37] 张云虎. 尿液沉渣实录彩色图谱 [M]. 济南：山东科学技术出版社，2003.

[38] 沈继龙，张进顺. 临床寄生虫学检验 [M]. 4 版. 北京：人民卫生出版社 ，2012.

[39] 张丽霞，陈金宝. 实验诊断学彩色图谱 [M]. 上海：上海科学技术出版社，2002.

[40] 余森海，许隆祺. 人体寄生虫学彩色图谱 [M]. 北京：中国科学技术出版社，1992.

[41] Gupta P，Guddattu V，Saravu K. Characterization of Platelet Count and Platelet Indices and Their Potential Role to Predict Severity in Malaria [J]. Pathog Glob Health，2019，113(2)：86-93.

[42] 林燕. 直接涂片法与浓缩集菌法找结核分枝抗酸杆菌的比较分析 [J]. 吉林医学，2015，36(6)：1161-1162.

[43] Thomson RM，NTM working group at Queensland TB Control Centre and Queensland Mvcobaotefial Reterenee Laboratory. Changing Epidemiology Of Pulmonary Nontubereulous Mycobaeleria Infections[J]. Emerg Infect Dis，2010，16：1576-1583.

[44] 唐神结，高文. 临床结核病学 [M]. 北京：人民卫生出版社，2011：700-709.

[45] Wang HX，Yue J，Han M，et al. Nontuberculous Mycobacteria：Susceptibility Pattern and Prevalence Rate in Shanghai from 2005 to 2008[J]. Chin Med J（Engl），2010，123（2）：184-187.

[46] 中华医学会结核病学分会,《中华结核和呼吸杂志》编辑委员会. 非结核分枝杆菌病诊断与治疗专家共识 [J]. 中华结核和呼吸杂志，2012，35（8）：572-580.